Make:
Intel Galileo
快速上手指南

Getting Started with Intel Galileo

使用以Intel Quark處理器為核心的
Arduino相容板製作電子專題

麥特‧理查森 Matt Richardson 著
謝瑩霖、蔡睿烝、曾吉弘、邱柏憲 譯

目錄

前言

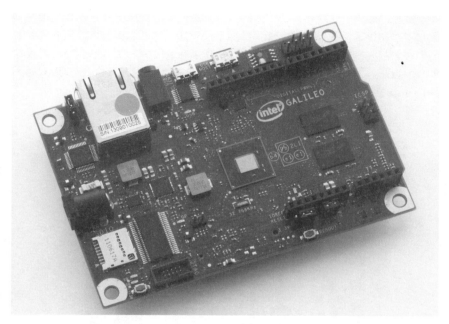

　　你可以在 Intel Galileo（Galileo）這塊硬體開發板上進行程式的編寫，並設計電子電路來打造屬於你自己的專題。它不只能當做機器人的控制核心，也可以用來控制鬼屋中需要的特效，並能將感測器資料分享到網際網路上等等。

但光靠開發板本身是沒有辦法做到很多功能的，所以需要仰賴你替它接上正確的硬體裝置，並撰寫程式來告訴它你所想要達到的功能。在某種意思上，Galileo就像畫家的畫布，除非你運用它來做些什麼，否則它並不會憑空變成令人讚嘆的作品。

幸運的是，由於Galileo是一款與Arduino相容的開發板，所以你可以從Arduino的世界中找到非常多可用的參考資源。這些資源中包含了程式範例、添加複雜功能的函式庫，還有能提供你更簡單連接方式的擴充模組與一些簡單的開發流程——這表示你可以節省了解運作原理的時間，並將更多的時間放在創意的發想上。Galileo的好處當然不只這些，在你遇到問題時，還可以到廣大的Arduino社群中尋求協助。

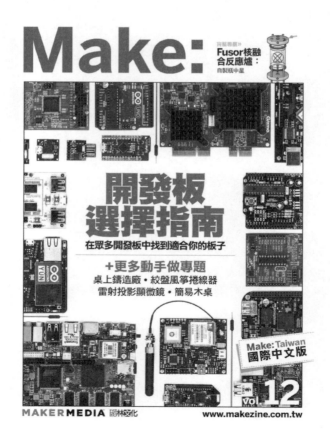

為何製作 Galileo ？

　　當 Intel 在 2013 年的 Maker Faire: Rome 發布 Galileo 時，已經有為數不少的開發板可供使用者選擇，而《Make》國際中文版 Vol.12〈開發板選擇指南〉也推出介紹各種有趣開發板的主題，協助讀者們選擇適合他們使用的開發板。

　　「我們可以看到市場上的新式開發板如雨後春筍般地冒出，而不容否認地，在未來的一兩年間，這股趨勢並不會因此而降低。」阿拉斯戴爾·艾倫（Alasdair Allan）於該期的《Make》雜誌中這樣寫到。但已經有了這麼多的開發板，為什麼 Intel 決定要進入這個市場中呢？

　　就在 Galileo 發布之後，Intel 的執行長布萊恩·克贊尼奇（Brian Krzanich）在一次與 Maker Media 創辦人戴爾·多爾蒂（Dale Dougherty）的一次談話中，解釋了為何要推出 Galileo 這塊開發板，他說到：「有兩個原因使我們想要成為 Arduino 生態系與自造者社群中的一員，第一，純粹是為了創新，因為我們看到開放原始碼硬體在自造者社群中的發展，使我們也想成為這場創新潮流中的一份子。第二，是關於教育方面，因為我們看到工程師和其他使用者們都在學習使用非 Intel 的平臺，而我們為了改變這點，所以我們便開發了 Galileo，以提供他們更好的效能。」

　　如同 Galileo 一樣，開發板愈來愈受歡迎，並且採用行動電話與平板電腦中規格相近的處理器。而這類開發板所缺少的則是一個易於上手的開發環境、一套完整的使用經驗，或是一個由使用者所建立的互助社群。而 Galileo 有著強大的 Arduino 相容性，使它能在這些方面中提供更好的效能，此外，你還可以在 Galileo 上使用到 Linux 作業系統。

　　Linux 是一個開放原始碼的免費作業系統，很多人在桌上型電腦、伺服器與消費性電子裝置上都使用了這套作業系統。關於 Linux 有很多地方需要了解，不過如果是使用 Galileo 這塊開發板的話，你可以將重點擺在如何將你的創意轉化為實際作品，並不需要花費額外的時間去理解 Linux 作業系統。這樣可讓使用者不需要犧牲簡單的操作或是來自社群的協助，就可以得到更多的能力。如同將在本書後段所介紹的，你可以透過這些能力來做出一些令人驚艷的事物。

目標讀者

　　撰寫本書的目的就是希望讓你使用 Intel Galileo 打造出你自己的硬體專題，你並不需要有任何連接電路或編寫程式的相關經驗，不過有些基本的電腦技能還是比較好啦，因為當你在打造專題時，可以比較容易知道如何移動檔案與安裝軟體。

《Intel Galileo快速上手指南》這本書可以提供各種不同的使用經驗，並讓你對Galileo上多種不同的功能有些基本的了解。不會針對電機工程或計算機科學理論有過深的探討，因為我將這些部分留給你自行去探討，讓你可以將專題延伸得更深入。除此之外，書中的重點則放在如何完成專題，因此你可以做更多的嘗試，激發出更有創意的想法，並用Galileo打造出酷炫的作品。

回饋意見

非常樂意收到各位讀者們的回饋，歡迎你們踴躍與我聯繫，因為我希望能將你們的建議納入未來的版本中。我的信箱是mattr@makezine.com，你也可以在推特上搜尋@MattRichardson（https://twitter.com/MattRichardson）。

書中用到的格式

下列是書中所用到的圖示：

 這個圖像可代表：提示、建議或一般注意事項。

 這個圖像可代表：警告或注意。

使用程式碼範例

補充資料（程式碼範例、練習程式等）都可以至https://github.com/mrichardson23/GSW-Intel-Galileo上下載。

這本書的目的就是要幫助你完成專題，一般來說，你並不需要經過我們的許可，就能在你的程式或文件中使用這些程式碼範例，除非你是打算要重新修改程式中某些重要的部分。舉例來說，你使用書中的數個程式範例來撰寫一個程式並不需要經過許可，將《Make》書籍中的範例集結起來依光碟的形式來販賣或發布也不需要經過許可。引用書中的程式範例或是參考本書來回答問題也不需經過許可，將書中的幾個程式範例合併到你的專題中同樣不需要經過許可。

此外，我們很感激各位註明出處，但是建議不要這麼做，因為註明出處通常會牽扯到標題、作者、出版社與ISBN。舉例來說，《Intel Galileo快速上手指南》，

作者麥特・理查森（Maker Media 出版），版權 2014，978-1-4493-4537-2。

　　倘若你認為使用程式範例在合理的範圍之外，或者是由我們所提供的這些許可，請不要吝嗇透過下列信箱與我們連繫：bookpermissions@makermedia.com。

Safari 電子書

　　Safari 電子書是一座可提供即時服務的數位圖書館，讓你可用簡單的方式搜尋超過 7,500 本科技類或創意類的參考書籍或影片，使你能更快地得到解答。

　　只要你按下訂閱，就可以在我們的線上圖書館中觀看任何頁面與影片。你可以在行動電話或是其他行動裝置上閱讀書籍，在最新的文章還沒出版以前取得第一手的消息，或是找到開發過程中的獨家手稿，並且可直接回應給作者。你可以複製程式碼範例再貼到你的文件中，編輯你喜愛的章節並下載，將重點段落加入書籤標上筆記，或者列印出你所需頁面，還有其他節省時間的介面也能給提供許多好處。

　　Maker Media 已將本書上傳到 Safari 電子書系統中了，如果你想要取得完整的電子書與其他《Make》相關書籍，或是其他出版社的書籍，可以到 http://my.safaribooksonline.com（http://my.safaribooksonline.com/?portal=oreilly）上免費註冊帳號。

如何與我們連絡

　　請將關於本書的問題或建議寄到下列出版社的地址：

Make
1005 Gravenstein Highway North
Sebastopol, CA 95472
800-998-9938（美國或加拿大居民可撥打此電話）
707-829-0515（海外民眾或當地民眾可撥打此電話）
707-829-0104（傳真電話）

　　《Make》不只替這個在自家後院、地下室或車庫中製作專題的人們所組成的社群帶來靈感的激勵，更具有凝聚、組成和娛樂這幾個因素，並鼓勵你用你的方式來駭入各種科技產品。《Make》的讀者們也逐漸成為一種成長中的文化與社群，相信不只對我們自己有所提升，也會把我們的環境與教育體系變得更好——當然也包含我們的整個世界。而不只讀者，還有一個由 Make 團隊所帶起的世界性活動——我們稱之為自造者運動。

其他更多關於 Make 的相關資訊，請至下列網站：

《 Make 》雜誌：http://makezine.com/magazine/

Maker Faire：http://makerfaire.com

Make 官方網站：http://makezine.com

Maker 小屋網站：http://makershed.com/

你可點選下方連結至我們放置本書勘誤表、範例與其他額外資訊的網頁：
http://oreil.ly/getting_started_with_galileo。

對於本書若有技術問題或建議，可以 email 到這個網址：
bookquestions@oreilly.com。

致謝

在此我想要感謝幾位曾經替此書提供寶貴知識與協助，還有建議和回饋的同伴們：

Larry Barras

Julien Carreno

Michael Castor

Jez Caudle

Pete Dice

Seth Hunter

Tom Igoe

Brian Jepson

Jerry Knaus

Eiichi Kowashi

Mike Kuniavsky

Michael McCool

Jay Melican

Eric Rosenthal

Andrew Rossi

Mark Rustad

David Scheltema

Jim St. Leger

第一章
為你介紹Galileo

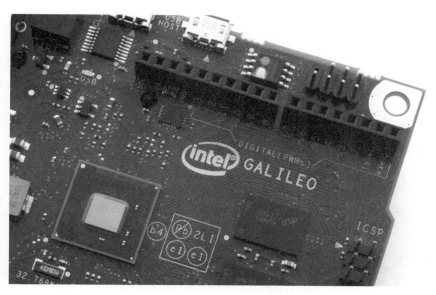

　　由 Arduino 平臺所衍生出的週邊硬體與軟體，其開發
目的是為了要降低打造電子專題時的難度。這表示當你在
使用此技術在進行實作、創造與探索新創意時，不至於因
不夠專精而侷限住。採用與 Arduino 相容的軟硬體，使
Galileo 可以提供一個更簡單上手的平臺，並且可做到比一
般 Arduino 開發板更強大的功能。

什麼是Galileo？

　　Galileo是一塊硬體開發板，也就是一塊可以協助你開發互動裝置的電路板，透過讀取現實環境的訊號並進行運算後，再將結果呈現於現實環境中。如果將裝置連上網路，甚至也可以像網頁伺服器一樣與其他裝置進行通訊，整體而言，Galileo就是一塊可與Arduino相容的開發板。

什麼是 Arduino？

　　「什麼是Arduino？」對於這個問題有幾個答案。第一個也是最基本的，那就是它跟Galileo一樣都是硬體開發板，而它有著許多型號，好比說Arduino Uno、Arduino Mega與Arduino Yún。每一個不同型號的Arduino都有不同的功能，而最基本的Arduino Uno也就是大家所泛指的「Arduino」。

　　此外，還有Arduino的開發環境軟體，可安裝於電腦中，用來協助你編寫程式碼與上傳程式到開發板中，而Arduino一詞也代表用來編寫開發板程式的語法名稱。

　　如果你對於Arduino完全不了解，但是想要了解更多關於它的內容，在Arduino的官方網站（http://arduino.cc/）上有著許多參考資源，其中包含了使用指南、參考資訊、社群、專題與最新的更新情況。而馬西摩·班吉（Massimo Banzi）所寫的《Arduino使用指南》（歐萊禮出版社）就是我在使用這類熱門開發板時的第一本參考指南。書中有寫到Arduino的設計原理（The Arduino Way），引導你從最基礎的部分開始使用它。本書一樣也會包含許多基本原理，不過只是將主角從Arduino換成Galileo而已。

　　Galileo是一款與Arduino相容的開發板，這就表示它可以使用Arduino的開發環境與程式語言。其針腳位置與Arduino 1.0的一樣，此種設計可以讓人清楚地知道板子上的哪一個位置上放著哪一個針腳，更因為這種設計方式，所以你可以在其上方添加Arduino擴充模組，以堆疊的做法用來加入更多功能。常見的電路包含了馬達驅動模組、多顆LED的控制模組或是播放聲音的模組。此種設計也可以方便你在參考專為Arduino所撰寫的教學書籍時，用更簡單的方式來使用Galileo。

輸入端與輸出端

　　與其他硬體開發板一樣，Galileo可以讀取輸入端訊號並由輸出端進行控制。輸入端負責接收現實環境的訊號傳入開發板的處理器中，這些訊號可以由撥動按鈕或開關來得到，也可以是像你在混音板上看到的撥鈕或滑桿。另外，也可以用感測器來提供現實環境的訊號給輸入端（圖1-1），感測器的種類包含了溫度、亮度、音量與加速度等。

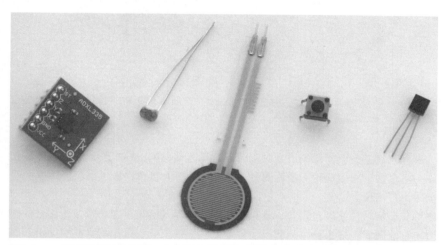

圖1-1　一些可用的輸入裝置，由左至右分別是：加速度感測器、光敏電阻、壓力感測器、按鈕，以及一個溫度感測器。

　　輸出端則是指Galileo這類的開發板如何作動於現實環境中，最簡單的例子就是發光二極體（或叫做LED），它會在電流流過時亮起。LED可以用來顯示裝置啟動與否，或是顯示有無發生誤動作的情況（此種情況適合閃爍紅色LED）。輸出端也可以是可安裝在機器人身上用來控制輪子的馬達，也可以是顯示溫度的顯示器與會播放音樂旋律的喇叭，圖1-2為幾項可用的輸出端裝置。

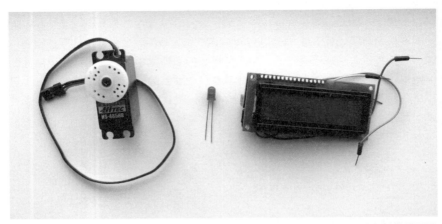

圖1-2 一些可用的輸出裝置，由左至右分別是：伺服機、發光二極體與LCD液晶顯示器。

　　舉例來說，一個簡單的碼表就同時具有輸入端與輸出端，開始鈕即代表輸入端，當你按下開始鈕時，便會觸發一個計時器，並且會由輸出端將計時器的訊號顯示在碼表上。

　　而一個數位錄音裝置則是以麥克風做為聲音輸入端，小型喇叭做為聲音輸出端。它跟碼表一樣也具有一個按鈕替輸入端提供訊號，以控制錄音的開始與停止，並使用一個小型顯示器告訴你在填滿裝置的記憶體前，你還有多少錄音時間。

程式碼

　　當然這並不像連接Galileo上的輸入端與輸出端那麼的簡單，而是你必須告訴開發板你想要使其如何回應輸入端的訊號，以及如何控制輸出端。透過編寫開發板程式，就可以讓它理解你要它做些什麼。

　　舉例來說，一個簡的恆溫器專題可定期地檢查溫度感測器傳回的數值，並比較使用者透過控制旋鈕所設定的溫度值。假設感測器偵測到的溫度比設定的溫度值要來得低，開發板便會開啟暖氣，讓溫度提高到接近設定的溫度值，而這類的邏輯判斷就是要由你所編寫的程式來定義。

　　Galileo可以讓使用者一再地重複編寫程式，而事實上，在開發專題的過程中，你將會重複進行以下這幾個步驟：編寫程式、上傳程式至開發板、檢查程式作動的結果、找出問題、重新調整程式與重新上傳程式。

你或許會發現你可能會在一個專題中使用開發板，但是幾周後會將開發板取下，並重新編寫一套程式，用在另一個完全不同的專題中。

通訊方式

Galileo可以透過一些不同的方式與其他裝置進行溝通，你可以用電腦上的USB埠來連接Galileo，並進行資料的傳輸與接收。你可以將Galileo正在執行的訊息傳遞到電腦的控制視窗中，因此你便可以得知為什麼有些地方無法正常執行（這種方式又被稱為除錯）。或是你可以讓Galileo傳遞感測器的資訊到電腦上，直接呈現出動態圖形。

Galileo也可以藉由內建的乙太網路連接埠或是可額外選購的WiFi模組來與其他裝置透過網路進行連接，因此它可以接收氣象資訊或是你的私人email，甚至還可以在Twitter進行搜尋等。此外還可以透過網路連接傳送溫度感測器的資訊、網路攝影機所拍攝的影像，或者是你家小狗的水盆目前的水量。

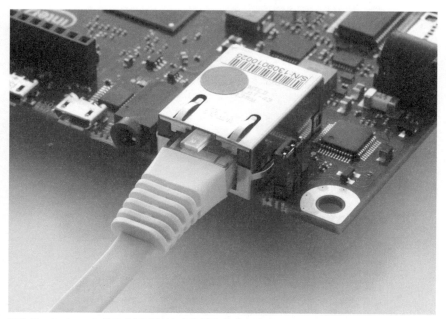

圖1-3 Galileo上的乙太網路連接埠是其與使用者或其他裝置的溝通通道之一。

是什麼讓 Galileo 與眾不同？

如果你曾經使用過標準的 Arduino 平臺，比方說 Uno，它們跟 Galileo（圖 1-4）會有一些地方稍微不同。事實上，Galileo 的整體規格使它看起來像 Arduino Uno 與低階電腦的綜合體。

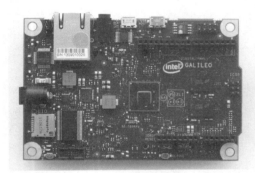 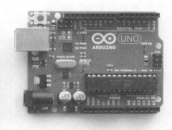

圖1-4 左為 Intel Galileo，右為 Arduino Uno。

Galileo 外型要比 Arduino Uno 大上一些，但這種尺寸也替你帶來更高規格的處理器（圖1-5），在執行程式時可提供更大的記憶體暫存空間、更大的資料儲存空間、一個可以連上網路的乙太連接埠，還有可連接電腦週邊的 USB 埠與底部的 Mini PCI 傳輸連接埠。

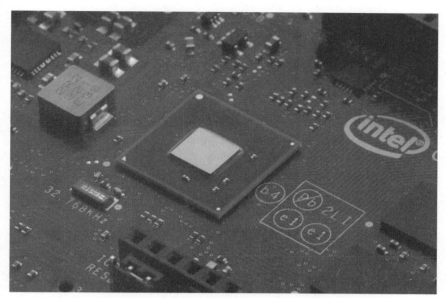

圖1-5 Galileo 的處理核心是採用 Intel 的 Quark SoC X1000 微處理器晶片。

　　而在 Galileo 上所使用的韌體則比目前 Arduino Uno 所用的還要更高階，在一般 Uno 或其他 Arduino 開發板上所用的韌體稱為載入器（ bootloader ），也就是說它只能幫助你上傳程式到開發板的處理器中，並執行程式而已。反觀在 Galileo 上的韌體，它不僅能幫你上傳程式到開發板並執行，還可以追蹤檔案、記錄日期與時間，並且可以協助分享開發板上的多種資源到多個同時執行的程式中，就這方面來看，Galileo 更像一臺電腦。

　　事實上，在 Galileo 上的韌體其實是 Linux 作業系統的某一個版本，這種作業系統常用於桌上型電腦或伺服器中。Galileo 或許沒有螢幕或桌面環境，但它還是可做到大部分作業系統可提供的功能。並且可以藉由這些功能來執行你編寫的程式，做出比一般 Arduino 更多的功能，舉例來說，如果你想要製作一個專題，運用網路攝影機拍下照片並寄送出去，如果只使用 Arduino 程式的話可能會非常困難，但是有了 Linux 的支援，這件事情就會變得很簡單。

實體草稿

　　不管是藝術家、工程師、設計師、建築師還是自造者，通常都用簡單的手稿來發想他們的專題，其實這種具體的方式有助於你將想法從抽象轉換成實際的作品。而將想法畫出來也方便你與同儕或合作夥伴們進行溝通，但是這種做法不是一定要用到筆或紙才行。

　　以工具而言，具有電腦的功能還有Arduino開發工具簡便性的Galileo，讓你與你的互動專題創意之間少了許多阻礙，並有助於你將抽象化的想法變得更實際一點。而Galileo就是要幫助你以更快速的方式打造出原型，並讓你可以得到更多的測試機會，因此你可以更容易了解你的專題缺少什麼，並不時加入更多想法，讓你省去許多麻煩事，還可以將專題做得更精緻。我喜歡將這個部分稱之為「實體草稿」，其實我第一次聽到這個名詞時是從麥克·庫尼瓦斯基（ Mike Kuniavsky ）口中說出來的，他也將他每年度舉辦的研討會命名為這個名字。而麥克告訴我，這個名詞的想法其實是來自於比爾·巴克斯頓（ Bill Buxton ）在製作使用者體驗實境時所製作的草稿。

　　你想要了解實體草稿的話，就一起跟著我們的腳步開始動手吧。

第二章
了解Galileo的第一步

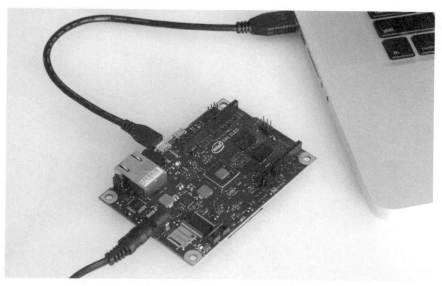

　　閃爍 LED 通常是你拿到新型硬體開發板會先嘗試的第一件事，這部分很簡單並且可以幫助你確認所有功能都可正常運作。如果你先前曾經編寫過程式，你的第一件事可能是建立一個程式，讓它顯示「Hello world」這段文字，而讓 LED 閃爍也可以當成是硬體開發板執行「Hello world」的一種方式。

在本章的最後你將會學到幾個 Galileo 不同的部分，以及你將需要用到哪些工具與元件，並且告訴你如何安裝開發軟體與將程式碼上傳到開發板中。為了要測試功能，你將需要使用 Galileo 來控制 LED 閃爍。

瀏覽開發板

首先，我們先來檢視一下 Galileo 上有哪些重要的元件，可是並不需要徹底了解每個單獨的元件到底在做些什麼，以及它們是如何影響開發板的作動，所以我將會把重點放在幾個標示出來的部分，如圖 2-1 所示。

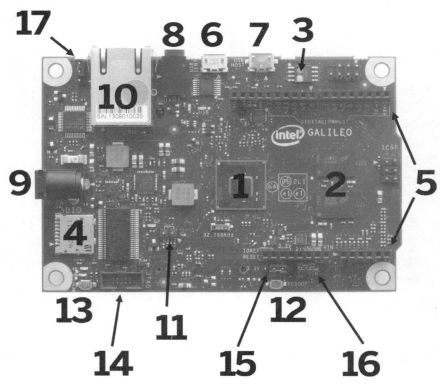

圖 2-1 在 Galileo 上的部分重要元件。

處理器（1）

處理器是整個運作程序中的核心，就如同你電腦裡的中央處理元件（或稱為

CPU）一樣，它可以透過執行計算程序或將資料寫入記憶體中來運行你程式中的所有指令。這顆特殊的處理器就是Intel的Quark SoC X1000應用處理器，專為小體積、低功耗的裝置所設計的，雖然它的功能無法跟你的筆記型電腦中的CPU相比，但它的功能已經比Arduino Uno上的晶片強上許多。

隨機存取記憶體（RAM）（2）

隨機存取記憶體，或稱RAM，也是Galileo用來執行程式與追蹤程式執行時所使用的資料狀態的地方。Galileo配有512KB的處理器內建記憶體，以及256MB的額外記憶體，當關閉電源時，原先存放在RAM中的資料便會流失，任何需要儲存的資料（例如你的程式碼），則必須儲存在microSD卡中。

快閃記憶體（3）

快閃記憶體好比是Galileo上的硬碟一般，與RAM不同的地方在於，就算關閉開發板的電源或是開發板尚未接上電源，儲存在此的資料並不會流失。因為這個原因，所以開發板中的軟體與作業系統都存放在這個地方，其容量大小約為8MB，而大部分這些資料都是Galileo的作業系統在使用的。

MicroSD卡插槽（4）

如果你需要更大的儲存空間來運行大型程式或是儲存資料的話，你可以在記憶卡插槽中插入MicroSD卡，就如同數位相機所用儲存照片的記憶卡一樣。你甚至可以將作業系統安裝在記憶卡中，並不需要安裝在內建的快閃記憶體上。如果你想要加裝WiFi與網路攝影機這些額外功能的話，就需要加裝記憶卡，因為這些裝置的驅動程式無法安裝在僅8MB的快閃記憶體上。目前Galileo最高可支援到容量32GB的記憶卡，更多詳細資訊請見〈附錄D：製作MicroSD卡中的映像檔〉。

Arduino擴充針腳（5）

你可以使用這些針腳來連接Galileo的輸入端與輸出端，你也可以使用跳線將這些針腳接到麵包板上以製作原型，或者你也可以裝上Arduino擴充板來添加額外的功能，我們也將會在第13頁〈好用的工具與元件〉中再介紹一次。

USB用戶端連接埠（6）

透過它可以將你的Galileo與電腦相連接，一旦連接完畢，你就可以上傳程式碼並且可與Galileo進行通訊，請務必在將Galileo連接至電腦前保持電源連接。

USB主控端連接埠（7）

這個連接埠可讓你連接Galileo與電腦的週邊裝置，這些裝置可以是網路攝影機、音響、儲存空間等。

序列埠（8）

這個元件看起來可能很像耳機插孔，但這並不代表它可以支援音效功能。實際上，這是一個透過文字指令來與Galileo的內部Linux作業系統進行互動的元件，詳情請見〈附錄H〉。

電源輸入（9）

這也是Galileo用來連接電源變壓器的地方，當你在使用Galileo時你務必要接上交流電源變壓器。在你透過USB將Galileo與電腦相連前，請務必保持電源連接，否則你可能會損壞開發板。

乙太網路連接埠（10）

開發板上的乙太網路連接埠可讓你接上有線網路，因此可以透過區域網路或網際網路與其他電腦與裝置進行通訊。

Mini PCI傳輸插槽（圖中無標示）

如果你希望使用無線網路的方式來接上網路，你可以將WiFi網路卡接到位於開發板背面的Mini PCI傳輸插槽上，這個插槽同樣也可以接上其他具有不同功能的卡，例如：擴充儲存空間、可連接行動網路的GSM通訊卡與可連接無線裝置的藍牙功能等。

實時時鐘電源（11）

這個連接埠可讓你在Galileo上連接一顆3V的鈕扣電池，就算開發板沒有連接5V的電壓，仍可讓處理器繼續記錄日期與時間。

重開機鈕（12）

這個按鈕會將開發板重開機，當然也包含了Galileo所使用的Linux作業系統。

重置鈕（13）

這個按鈕將會重新執行你的程式碼，並傳遞重置訊號給任何連接在Galileo上的擴充板，不過Linux作業系統仍會繼續執行並不會重新啟動。

JTAG接頭（14）

電子工程師與高階業餘愛好者會用這個具有10根針腳的接頭來替測試板進行測試與除錯。

IOREF接頭（共有三組）（15）

這個針腳可以讓你將開發板的邏輯電壓值從5V修改成3.3V，藉以連接適用於3.3V擴充板與元件，但在本書中，你將只會以5V模式來使用Galileo。

VIN接頭（16）

將此接頭額外拉出來使用，將會使Galileo上由5V穩壓器接出的VIN針腳斷

開。如果你使用的擴充板需要用到超過5V的電壓，請務必使用此接頭來避免開發板受損。

I2C接頭（17）

這個接頭可讓你改變開發板上某一組元件的I2C位址，當你所使用I2C元件與板上的元件發生衝突時，或許你會需要用到它。但是一般情況下，你並不太需要用到它。

好用的工具與元件

為了要讓你的開發板可以在你進行實作時具有最大效益，以下這些配件你將會想要在手邊放上一套。如果你是以整套組合的方式購買Galileo，你或許已經有大部分這些元件（圖2-2），可能你手邊目前也已經有其他的元件了。

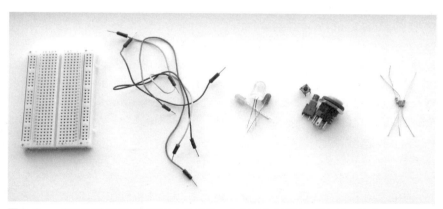

圖2-2 一些在打造原型時非常基本的元件，由左至右分別是：麵包板、跳線、發光二極體（LED）、按鈕與電阻。

為了要能啟動開發板與上傳程式碼，基本上你需要：

電腦

在本章後段你將會需要去下載替開發板進行編碼的軟體，這套軟體可適用於Windows、OS X或Linux中。

電源供應器

一般來說，電源供應器都包含在Galileo的盒子中，如果你沒有電源供應器，你則需要去買一顆可以提供最少2A電流與5V電壓的電源供應器。而要與開發板相連，則需要中間是正極的2.1mm管狀直流電接頭，大部分的管狀接

頭中間都是正極，不過最好還是確認一下比較好（ Adafruit.com，商品編號 276）。

USB A 對 micro B 傳輸線

這種傳輸線與用來連接新型 Android 智慧型手機用的是同一型（ Monoprice.com 商品編號 5137，Adafruit.com 商品編號 592，Sparkfun.com 商品編號 10215）。

有了這些基本元件，你就可以啟動 Galileo 並將程式碼上傳到開發板中，但如果少了一些額外的元件，你可能就無法讓開發板與現實環境進行互動，下列所提到的元件將會用於書中的專題與練習題。

免焊接麵包板

這種價格便宜的電路板非常適合用來開發原型電路，因為它讓連接元件的過程變得非常簡單（ Makershed.com 商品編號 MKEL3，Adafruit.com 商品編號 64，Sparkfun.com 商品編號 12002）。

跳線

為了要將 Galileo 上的擴充針腳接到麵包板上，或是要連接在麵包板上的其他元件，你則會需要用到一般的公對公跳線（ Makershed.com 商品編號 MKSEEED3，Adafruit.com 商品編號 758，Sparkfun.com 商品編號 08431）。

LED，各種類

當我在進行實驗或是製作專題時，我最常接觸到的元件就屬 LED 了。我通常會一次買紅、黃、綠三種顏色的 LED（ Makershed.com 商品編號 MKEE7，Adafruit.com 商品編號 299，Sparkfun.com 商品編號 12062）。

電阻，各種類

這是一種具有不同電阻值的便宜元件，像是 MakerShed 與 Jameco 這類的通路商都有販賣內含多種不同電阻的組合包，其中的電阻都具有 1/4 W 與 5 % 誤差值的特性，非常適合新手使用（ Makershed.com 商品編號 MKEE4，Sparkfun.com 商品編號 10969）。

按鈕與指撥開關，各種類

你可以從老舊的電子裝置上找到這些元件，或者你可以到 RadioShack 這類的電子零件行中進行選購，而這也是我最喜歡的行程之一（按鈕與指撥開關的種類繁多，適用於麵包板的有：Adafruit.com 商品編號 00097，Sparkfun.com 商品編號 00097）。

MicroSD卡

Galileo內建的儲存空間有限，你可以透過加裝MicroSD卡，你就可以啟動以Linux為基礎的作業系統，並且有更多的操作介面與更大的專題儲存空間。Galileo最高可支援32GB的記憶卡（現在你甚至可以在超市、藥妝店或是任何一個有販賣電子零件的地方買到記憶卡）。

USB OTG 轉接頭

如果你想要在你的開發板上連接其他USB裝置，你可能會需要一個附有USB A母接頭（用來插入USB裝置的接頭）的OTG轉接頭，我在網路上有找到一組3.5美元的轉接頭（圖2-3）（Monoprice.com商品編號9724，Adafruit.com商品編號1099，Sparkfun.com商品編號11604）。

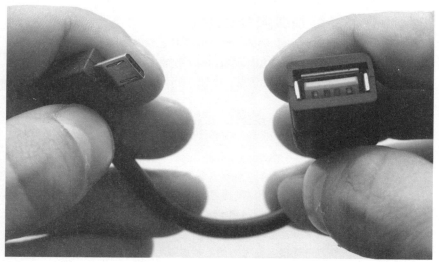

圖2-3 圖中的USB OTG轉接頭可協助你將USB裝置連接至Galileo上。

接下來所列的元件，如果有當然是最好，但不必急著跑出門把它們通通買齊：

序列傳輸線

透過序列傳輸線，你可以從你的電腦進入Galileo的Linux文字指令環境，其實還有其他不需要透過傳輸線的方法可以幫助你進入文字指令環境，所以當你

在操作時遇到困難的話才會需要用到傳輸線，你可以在〈附錄H〉看到更多詳細資訊。

外殼

並不一定要有外殼，但如果有外殼的話可以確保你的開發板不會被工作臺上的危險因子所影響到，例如：灑出的飲料。如果你已經有3D印表機，你可以選擇自己列印外殼（參考資源：http://www.thingiverse.com/thing:159983）。而 Engrained Products（http://engrainedproducts.com/）是其中一家販賣Galileo專用外殼的廠商。

繼電器（PowerSwitch Tail II）

這個方便的裝置可以幫助你運用Galileo來控制交流電產品，如：檯燈或食物調理機（Makershed.com商品編號MKPS01，Adafruit.com商品編號268，Sparkfun.com商品編號10747）。

編寫程式碼來控制你的Galileo

為了要能編寫開發板上的程式碼，你則必須要在你的電腦上安裝Arduino整合開發環境，或稱IDE。有時也稱為Arduino軟體。這個開發環境就是一套你可以進行編寫程式碼、除錯與上傳程式碼到Galileo上的軟體，你可以依照下列步驟去下載軟體：

1. 開啟你的網頁瀏覽器連接至Galileo的網站（http://www.intel.com/support/galileo/）。
2. 點選「軟體下載」（Software downloads）。
3. 接著你會看到一個可以選擇不同檔案的清單，找到檔名開頭為「Intel_Galileo_Arduino_SW_on」的檔案，後方則代表其適用的作業系統，分別有Linux32位元、Linux64位元、MacOSX與Windows可供選擇。
4. 點選下載以下載檔案。
5. 待授權同意條款確認後，便會開始下載檔案。

因為Galileo的網站與其所用的開發環境軟體會不定期更新，可能當你在使用時並不會完全符合上述的操作流程。

下一步，在你的電腦上安裝開發軟體：

1. 打開你已經下載的檔案進行解壓縮，找到你的下載資料匣，以滑鼠游標在下載的檔案上點兩下。有些網頁瀏覽器可以讓你直接在瀏覽視窗中點選來開啟檔案。

2. 在這裡將介紹在不同作業系統中如何安裝與啟動軟體，下列為在不同作業系統中基本的安裝流程與軟體啟動程序：

a. 在 **Windows** 系統中，將檔案解壓縮到你安裝作業系統的硬碟中（一般是 C:\ ），打開檔案資料匣並點兩下 arduino.exe 來啟動 IDE，你將會需要安裝串列驅動程式好讓你的電腦可以與開發板進行通訊，詳細做法與注意事項請見附錄 E。

b. 在 **Linux** 系統中，先解壓縮檔案，並將檔案移動（ cd ）到新建資料匣中，從指令列中執行 Arduino 的可執行檔，詳細做法與注意事項請見附錄 F。

c. 在 **Mac OS X** 系統中，只要將 Arduino 應用程式的圖示拖曳到你的 / Applications 資料匣中便可進行安裝，之後在 Applications 資料匣中的 Arduino 圖示上點兩下便可啟動應用程式，詳細方法與注意事項請見附錄 G。

以 OS X 系統而言，如果你已經有安裝 Arduino IDE 了，你可以將你從 Intel 下載的軟體重新命名，讓你的 Applications 資料匣中同時有這兩個應用程式，檔名中不可以有空格，建議你命名為 Galileo 即可。

熟悉開發環境軟體

當你首次開啟 IDE 時，你會看到一個顯示空白腳本程式碼的視窗（圖 2-4），腳本程式碼便是 Arduino 專題的程式檔案，下列是關於 IDE 的一些介紹。

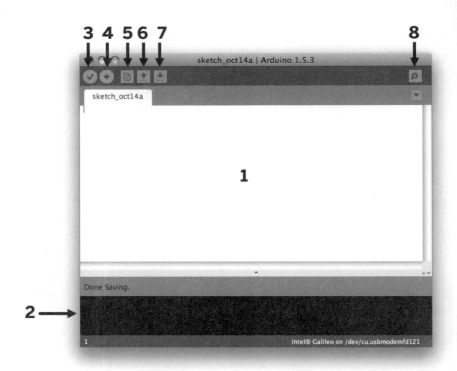

圖2-4 你可以在Arduino IDE上編寫程式碼並上傳到Galileo中。

程式編寫區（1）

你可以在此進行腳本程式碼的編寫。

控制臺（2）

當你在上傳程式碼時，你可以在此看到工作狀態。

驗證（3）

按下此選項可以驗證你的程式碼是否有錯誤，如果你的程式碼編寫錯誤，控制臺中將會把訊息列出。

上傳（4）

按下此選項可以驗證程式碼是否有誤，並上傳到開發板中。

開新檔案（5）

按下此選項便會在目前的視窗中開啟空白腳本程式碼。

開啟舊檔（6）

按下此選項可以從你儲存腳本程式碼的資料匣中開啟你先前編寫的檔案。

儲存檔案（7）

按下此選項可以儲存腳本程式碼，並替未命名的腳本程式碼取檔名。

序列埠監視器（8）

按下此選項可開啟序列埠監視器，讓你可以透過電腦與開發板進行資訊的傳遞或接收，我們將會在〈第三章：Galileo 的輸出端〉中深入介紹這個部分。

依照本書的流程，你會有更多的機會去探索 IDE 的各個面向。

連接開發板

下一步就是要將 Galileo 接上電源，並接到你的電腦上（圖 2-5），這樣一來你便能上傳程式碼到開發板中了。

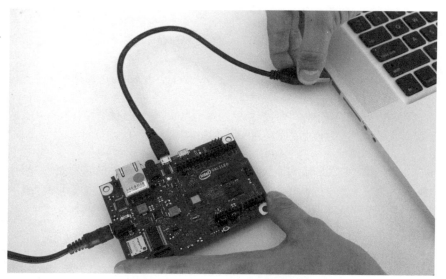

圖 2-5　利用交流變壓器替 Galileo 供電，再將其接到你的電腦上。

在你將開發板透過 USB 與電腦連接前，務必要先將電源供應器接到開發板上，否則可能會損害你的開發板。

---

1. 請先不要在 Galileo 上面連接任何元件，先將 5 V 的電源供應器接上插座，在將直流電接頭插到開發板上的電源插孔，此時你應該會看到板上有幾顆 LED 亮起。

2. 接著，再用A對micro B的USB傳輸線將Galileo與電腦相連，這條傳輸線需要接到開發板上的USB用戶端連接埠，其位置就在乙太網路連接埠的旁邊（圖2-5）。

3. 開啟Arduino IDE，從上方的工具列中選擇開發板型號，必須選擇「Intel Galileo」。

4. 並再從工具列中選擇序列埠編號。

5. 依據你所用的系統，則會有不同的序列埠選項（圖2-6）：

   a. 在**Mac OS X**系統中，請在序列埠中選擇類似「/dev/cu.usbmodemfd121」的選項，後面的數字可能會有些許不同，但請不要選擇為「/dev/tty」開頭的選項。

   b. 在**Windows**系統中，請選擇序列埠COMx，其中的x可能會依據你的系統而有所不同，你可以從「控制臺」→「系統與安全性」→「系統」「裝置管理員」，由「連接埠（COM和LPT）」中找出名為「Gadget Serial」的連接埠。

   c. 在**Linux**系統中，選擇名稱類似「/dev/ttyAMCO」的序列埠。

請記得在初始化開發板時可能需要耗費一點時間，因此在你將Galileo與電腦連接之後，並不會馬上在工具列中出現連接埠編號。

 如果你有許多個序列埠可以選擇，而你也不確定該選擇哪一個的時候，你可以先將Galileo拔下再接回去，看看序列埠選單中多了哪一個序列埠。

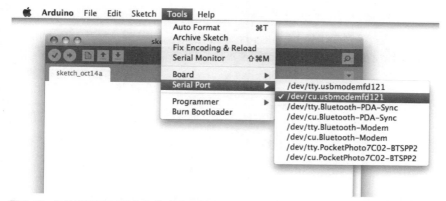

圖2-6　你的序列埠可能會有許多不同的名稱，不過在Mac系統中，名稱會與圖中所選的類似。

現在是個確認Galileo上韌體版本的好時機，你可以點選說明（Help）→韌體更新（Firmware Update）將韌體更新為最新版本。

上傳程式碼

以Arduino而言，最棒的事情就是那些伴隨著IDE而來的程式範例，現在你將會開啟幾個基本的範例並上傳到開發板中。

1. 在IDE工具列中選擇「檔案」→「範例」→「01.Basics」→「Blink」（圖2-7）。
2. 之後便會開啟一個已有腳本程式碼的視窗。
3. 點選工具列中的上傳。
4. 將程式編譯並上傳到開發板中可能需要花費一點時間，你可以在下方的控制臺中看到工作中的訊息。
5. 一旦上傳完畢，你可在視窗下方看到「上傳完成」的訊息。

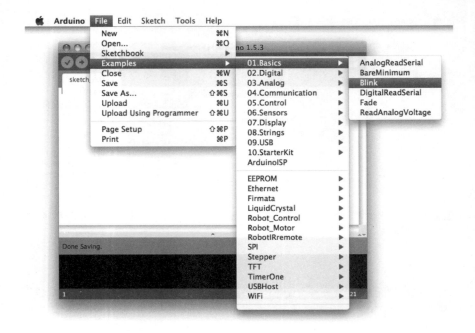

圖2-7　瀏覽範例選單並開啟Blink範例。

　　當你在等待「上傳完成」的訊息出現時，這表示Arduino IDE正在將程式碼編譯成Galileo的處理器可理解的指令，接著IDE便會將編譯完成的程式上傳到開發板中。

　　上傳完成後，你便會看到實時時鐘電池針腳旁的LED在閃爍（圖2-8），如果沒有閃爍，你則需要進行故障排除的動作，以利你進行下一步，下列是一些故障排除的步驟：

- 確認Galileo有接上電源，並且透過USB與你的電腦相連。
- 確認工具列中的開發板型號選擇的是Intel Galileo。
- 選擇工具列中的另一個序列埠。
- 或許開發板上的韌體不是最新版本，請在開發板接上電腦並通電的情形下，選擇「說明」→「韌體更新」，以進行韌體更新。
- 確認你並沒有更動到你所開啟的Blink腳本程式碼內容。
- 有沒有出現其他錯誤訊息出現？你可以試著從訊息中找出方法。

如果上述步驟都失敗，你可以到Galileo支援社群（ https://communities.

intel.com/community/makers）或 Arduino 論壇（ http://forum.arduino.
cc/ ）上尋求協助。

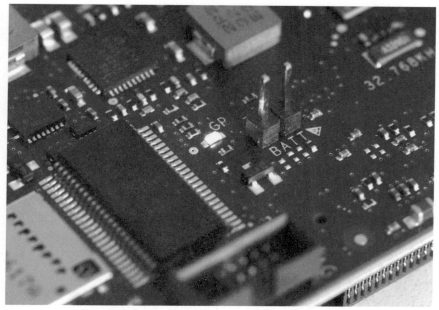

圖 2-8　在你上傳程式碼之後，在開發板上針腳 13 旁的 LED 應該會開始閃爍。

更進一步

在程式碼中，有一些用一般文字形式所撰寫的註解，任何在 /* 與 */ 之間的
文字都會被視為註解，而 Arduino 的編譯器並不會將它們是為程式的一部分。
而在程式中，位在 // 後的一段文字也被視為註解。你會在 Arduino IDE 中發現
註解文字的顏色是灰色，而且很容易就可以從程式中區分出來（範例 2-1）。

範例 2-1 Arduino 程式碼中的註解

```
/*
  Everything here is ignored by Arduino's
  compiler.
*/
```

```
int led = 13;

void setup() {
  // This is also ignored.
  pinMode(led, OUTPUT);
}

void loop () {
  digitalWrite(led, HIGH); // This text is ignored as well.
  delay(1000);
  digitalWrite(led, LOW);
  delay(1000);
}
```

　　稍微瀏覽一下Blink腳本程式碼，看看你是否利用註解來理解程式的功能，我們會在〈第三章：Galileo的輸出端〉中會深入談到Arduino腳本程式碼的架構。

　　試著改變程式碼中的程式，舉例來說，到底何種因素會使得LED閃爍得更快？你可以試著更改程式碼，並重新上傳到開發板中。

　　當你將程式最後一行裡的分號刪掉，並試著上傳程式碼，會有什麼事情發生呢？

　　當你將程式最後的大括號刪除，並試著上傳程式碼，會有什麼事情發生呢？

　　如果你對此感到好奇，就大膽地測試Arduino IDE中所提供的程式範例吧！

第三章
Galileo的輸出端

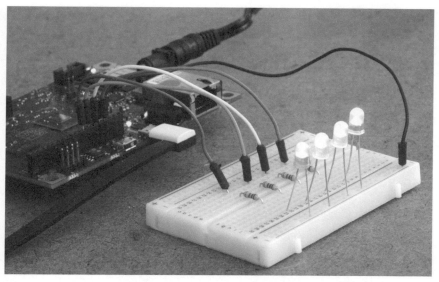

　　閃爍 LED 只是 Galileo 使用輸出端的其中一個範例而已，其實還有許多輸出應用是你可以嘗試的。比方説，一個可以播放各種音調的喇叭，或是安裝在機器人用來控制輪子的馬達。LED、喇叭與馬達可以將由 Galileo 上送出的電能轉換為其他形式的能源。LED 就是將電能轉成光，喇叭則是將電能轉為聲音，馬達則可以將電能轉換為動能。

輸出端可以使開發板與使用者進行資訊的溝通、控制物體移動，或傳遞訊號給其他的裝置。在這個章節中，你將會使用Galileo的輸出端功能來做以下的事情：

- 學習基礎的Arduino語法
- 嘗試不同的輸出型態
- 學習基本的輸出功能
- 學習數位與類比之間的差異性
- 學習如何將訊號由Galileo傳送到你的電腦

回到閃爍程式：數位輸出

在第二章中，你將Galileo連接到電腦上並上傳了可以讓LED開啟與關閉的閃爍範例程式碼。我在範例3-1中重新編寫了這個程式碼，讓我們更深入地來檢視它。

範例3-1 Arduino閃爍範例

```
int led = 13;

void setup() {
  pinMode(led, OUTPUT);
}

void loop() {
  digitalWrite(led, HIGH);
  delay(1000);
  digitalWrite(led, LOW);
  delay(1000);
}
```

設定與迴圈

首先我們要先注意到程式中有兩個用大括號分割出來的兩個區塊。一個是以void setup()開頭，而另一個則是由void loop()開頭。每個你所編寫的Arduino腳本程式碼都應該要有這兩個區塊。

以void setup()為開頭的區塊稱作設定函式。當你的腳本程式碼開始執行

時，Galileo將會執行設定函式中的每一行程式，從第一行開始依序執行到最後一行。接著，將會進入迴圈函式，也就是在大括號中以 void loop() 開頭的區塊。Galileo將會不斷重複執行其中的程式，直到關閉電源、重開機，或是按下重置鈕。同樣地，這個函式也是依序執行其中的每一行程式，如圖3-1所示。

```
void setup () {

  // do something here once

}

void loop () {

  // then do this over
  // and over again

}
```

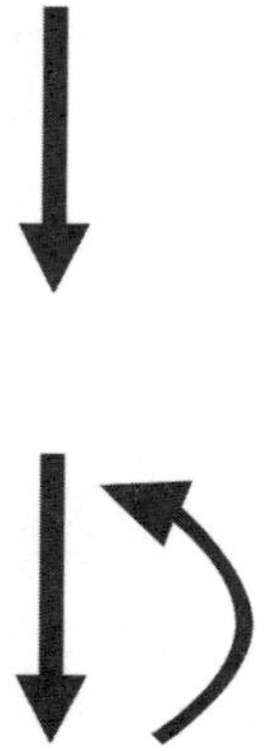

圖3-1　所有的腳本程式碼都是由設定函式與迴圈函式開始建置的。設定函式中的程式碼將會在程式開始的時候執行一次，而在迴圈函式中的程式碼則會重複執行。

總結來說，當 Arduino 腳本程式碼執行時，將會出現這些情形：
- 執行一次設定函式中的程式碼。
- 接著重複執行迴圈函式中的程式碼。

變數

現在你可能會看到其中一行程式碼寫著 int led = 13，就放在範例3-1的設定函式之前。這行程式碼的用途是用來建立一個「變數」，一個用來在記憶體中儲存資料的地方。在這個例子中，你正在儲存一個「數值」，也就是整個數字。這行程式碼也就是在記憶體中開啟一個叫做 led 的空間，並且儲存一個為13的數值。

變數就像是一個用來儲存資料的櫃子。在腳本程式碼中的任何位置，你的程式碼都可以開啟這個櫃子並且存取其中的資料，或者用其他的資料來替換本來

在其中的資料。`int led = 13`，意味著你的程式碼建立了一個櫃子並取名為 `led`，這個櫃子的目的是用來儲存數值資料（而非其他的資料型態，如浮點數、文字）。然後把一個值為13的數值放進這個櫃子裡面。

如果你繼續往下檢視程式碼，在下面看到任何有關 `led` 的地方，都是腳本程式碼必須要從記憶體當中存取那個數值13的時候。

腳位編號

但是為何我們要變數 `led` 中儲存13這個數值呢？原因是在Galileo上面有14個數位輸出／輸入腳位（圖3-2）。這些腳位可以使用來控制輸出與讀取輸入（在此章節中，你將只會用到輸出）。這些腳位編號從0號到13號。你可以在腳本程式碼中使用上述任何一個數字來指定腳位，並且用來控制腳位的開啟與關閉。如果你在變數中儲存其中一個腳位編號，你可以在腳本程式碼中用變數的名字（像是 `led`）而非直接參照它們的編號（像是13）來控制它們（如第40頁的〈硬式編程〉）。

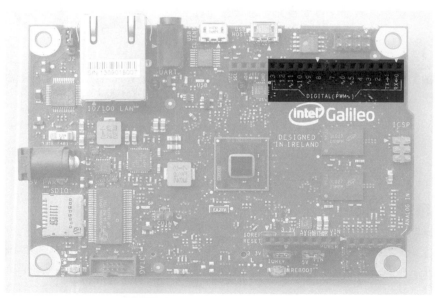

圖3-2 Galileo上的14個腳位，編號分別是0到13。

腳位13與其他腳位不同的地方在於它已直接連到板子上的一顆LED。也就是你在第二章中上傳程式碼之後會閃爍的那顆LED。

腳位13同時也連接到Arduino擴充腳位的13號插孔。為了說明這點,可依照下列指示來連接其他的LED。

在這個實作中,你將會需要:

- 跳線(Makershed.com商品編號MKSEEED3,Adafruit.com商品編號758,Sparkfun.com商品編號08431)
- 麵包板(Makershed.com商品編號MKEL3,Adafruit.com商品編號64,Sparkfun.com商品編號12002)
- LED(Makershed.com商品編號MKEE7,Adafruit.com商品編號299,Sparkfun.com商品編號12062)
- 330 Ω的電阻(電阻組合包:Makershed.com商品編號MKEE44,Sparkfun.com商品編號10969)

接著依照下列步驟來連接LED:

1. 使用跳線將Galileo上標有GND的腳位接到麵包板上的其中一行(如果你沒有使用過麵包板,請先看看附錄B)。只有少數幾個腳位寫著GND,無論你用哪一個都可以,而這個點將會LED接地的地方。
2. 拿另一條跳線,將Galileo上的腳位13連接到麵包板上的另外一行,如圖3-3所示。

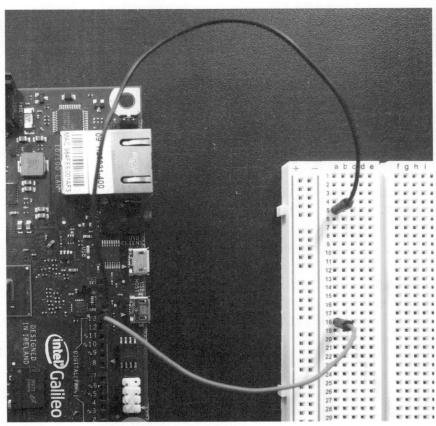

圖3-3 使用跳線把接地與數位腳位13連接到麵包板上。

3. 找出你所用LED上的正極與負極。通常正極的針腳會比較長、負極的針腳會比較短（圖3-4）。

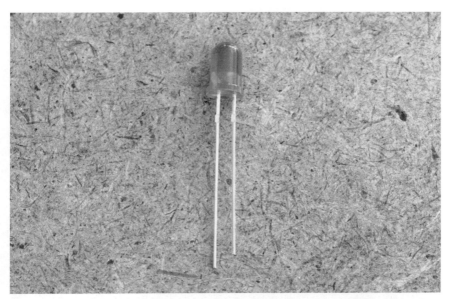

圖 3-4 在 LED 上,較長的那個針腳是正極,較短的針腳是負極。你需要將正極針腳接到正電端,並將負極接到接地端。

4. 將 LED 的負極(較短的針腳)插到連接接地端的那一行。然後將正極(較長的針腳)插到麵包板上還沒有被使用的任一行。

5. 要完成這個電路,你還必須要使用電阻與 LED 串聯。我們採用的電阻值大小取決於你所使用的 LED,以及 Galileo 經由數位輸出所提供的電流大小(10 毫安培)。如果是標準的紅光 LED,可以使用 330 Ω 的電阻,這個電阻值的電阻上面會有四個顏色條:橙色、橙色、棕色、接著是金色或是銀色。在附錄 C 中,將會教你如何辨識電阻上的色碼來得知它的電阻值。

這邊有個簡單的 LED 電阻計算器(http://led.linear1.org/1led.wiz),可以幫助你算出你所用的 LED 應該串接多少電阻值。預設定義的電壓來源是 5V,而 LED 的負載電壓則取決於你的 LED(基本上紅色的 LED 是 2V),接著預設電流將會設定在 10 mA,剛好與 Galileo 提供的差不多。你的電阻值不一定要十分精準,但是盡量愈接近愈好。

6. 將電阻橫跨在麵包板上連接腳位13與LED正極的二端，這樣就可以完成
   這個電路了。你的電路應該會跟圖3-5一樣（圖3-6為放大圖）。

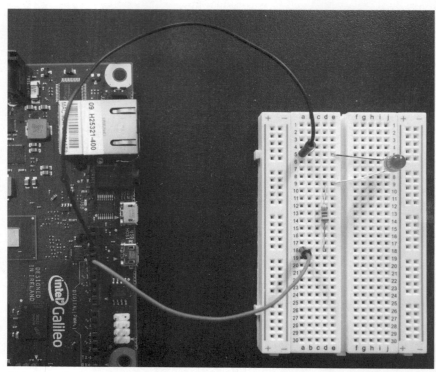

圖3-5　一條導線是用來連接Galileo接地端與LED的負極，另一條導線則是連接
　　　　Galileo的數位輸出腳位13與330 Ω的電阻，而電阻的另一端則是與LED的正
　　　　極相連。

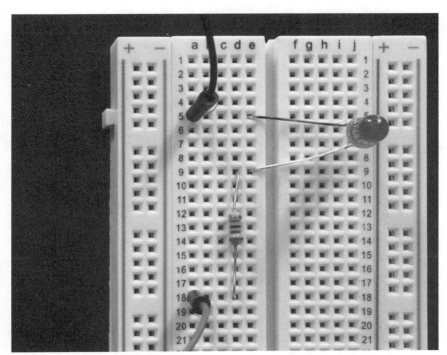

圖3-6 近看麵包板電路示意圖。

　　只要你上傳了「Blink」的腳本程式碼到Galileo中（請參閱第21頁〈上傳程式碼〉），你應該可以看到你的LED跟著裝設於Galileo上的LED一起閃爍。

　　圖3-7是一個簡單的示意圖，讓你瞭解這些元件是如何連接的，不過你的編排方式不需要與這張圖一樣。

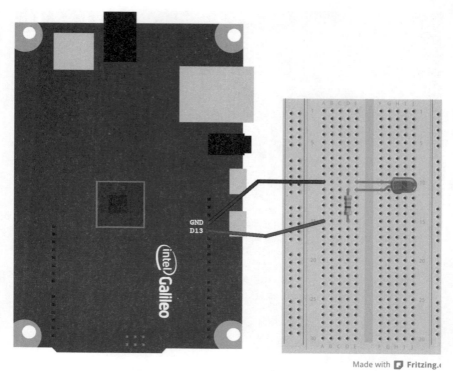

Made with ⚡ Fritzing.⊙

圖3-7　這個示意圖告訴我們如何讓外接LED閃爍，圖中為：Galileo、電阻、LED。

電路與電流

　　在回到程式碼之前，我們先來講講你建立的這個電路是怎麼運作的。「電流」就是流經導體的電動勢，是一種能源的型態。從腳位13流出的電流（當它啟動的時候）將會流經所有允許電子流過的材料，並且向接地端流去。像是銅與其他允許電子在其中自由流動的金屬，都被視為良好的導體。這就是為什麼大部分的導線都是以銅為原料做成的。一個可以讓電流從一端流入，並且流向接地端的迴圈，就稱作電路（圖3-8）。

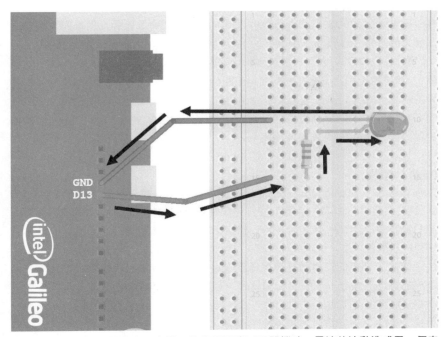

圖3-8 此為圖3-7的放大示意圖。當我們要讓LED閃爍時,電流的流動造成了一個完整的迴圈(或電路),從數位輸出腳位開始流向接地端。

LED可以使用電路中的電量,因此原本的電能會被LED轉為光能。

 如果你可以看到電路中的電流,電路中的電子流動方向其實是從接地端流向數位輸出腳位13。我們所認為的電流方向是由正極流向負極,但其實電子流動的方向跟我們所認知的是完全相反的。這已經被我們當成是一個習慣了。當科學家們起初發現電的時候,因為無法證明電流的方向,所以猜測是由正流到負。雖然,我們最後發現這個猜測是錯誤的,但是依然沿用到了今日。

大部分的時候,用Galileo製作的出電路都是使用5V的電壓。圖2-1中的IOREF接頭,可以讓你改變邏輯電壓應用於一些使用3.3V的模組上。不過在本書中,我們只會使用5V的電壓輸出模式。

「電壓」指的是電流在電路中所受到的壓力值。比方説,如果你將一個水管接

在一個軟弱無力的水泵上，水管所流出的水流可能會很微弱，但是如果接在一個強力的水泵（意指為增加電壓）上，水管所流出的水流就會變得比較強勁。

「電流」換句話說就是一段時間中，流經電路中其中一點電能大小（電子的數量）。如果繼續用水管來比喻的話，較粗的水管每秒在其中某一點則可以流過更大的水量。電流的單位是「安培(amps)」，而一般的紅色LED則會使用20毫安培，也就是0.02安培的電流。這是一個值得注意的重點，但是Galileo的數位輸出只會提供10毫安培的電流。

LED的極性

在這之前，你已經分出LED的正極與負極，並且將正極跨接一個電阻再與腳位13相連。而LED的負極針腳則是與電路上的接地端相連。如果你接反了，LED將不會亮起來，因為這不是一個完整的電路，這是我們在使用LED時容易出現的小問題。

事實上，所有的二極體（就算是不會發光的類型），根據定義只能接受一個電流的方向。如此一來，二極體就是一個能夠讓我們保護敏感元件免於受到反向電流損害的簡易方法。

這類必須以一定電流方向連接的元件，通常稱為「有極性」或是「極化」元件。

連接LED所用的電阻

LED的另一個特性就是必須運作於特定的電壓與電流下。不同的顏色、尺寸和製造商都可能對這個特性造成影響。如果給予LED太大的電壓或是過高的電流，可能會對其造成損害或是燒毀。

電阻的目的便是為了抵抗電路的電流。使用水管比喻的話，有點像是用你的腳踩住水管。透過對LED的電路施加一點阻力，便可以確保LED受到的電壓與電流可以維持在適當的範圍中。

與LED不同的地方是，電阻並沒有極性，所以要用哪個針腳與電路上的其他元件相連都沒有問題。

對於整個電路而言，相信我們已經有了足夠的討論。接下來，我們將回到程式碼的部分。

pinMode()

在Blink腳本程式碼中，設定函式中唯一出現的一行程式碼是「`pinMode(led, OUTPUT);`」。pinMode()是眾多Arduino內建函式中你會用到的一個，此函式為Arduino宣告狀態的集合。當你呼叫這個程式的時候，他將會執行這個函式中的宣告。每個函式都有自己獨特的工作，有些得到輸入的資料，便稱之為「參數（parameter）」；有些可以回傳資料（returen）。為了要更清楚地了解這些概念，我們將對pinMode()在Blink程式中的使用作進一步的分析。

透過呼叫pinMode()，等於是你跟Galileo說你要使用開發板上的一個腳位做為輸入端或是輸出端。因此，它將會需要得到兩個資訊：使用的腳位號碼以及使用模式（輸入或輸出）。在使用任何數位腳位之前，你都必須要在數位輸出腳位上做這個步驟。通常來說，我們都會在設定函式中完成這件事。

所有函式的參數，需要輸入在函式名稱後面的括號中。假如有多個參數的話，所有的參數必須要用逗號分隔開來。像是在pinMode()中，第一個參數是我們想要設定的腳位編號，第二個參數是你想要設定的模式，分別為INPUT與OUTPUT兩種（全部大寫）。

總結以上，pinMode()的語法為：

```
pinMode(pin, mode);
```

pinMode()中所使用的參數為：
• Pin：腳位編號
• Mode：選擇INPUT或OUTPUT

pinMode()並不會回傳數值。在第四章中，你將會看到使用回傳資料功能的函式。

在閃爍的程式中，「`pinMode(led, OUTPUT);`」宣告變數led從定義的腳位（在此是13）中得到數值，並且將此腳位設定為輸出腳位。

Arduino語言參考指南

如果你沒有一本工具書或是老師指導你的話，要如何知道這些資訊呢？Arduino的語言參考指南（http://arduino.cc/en/Reference/HomePage）會列出所有的Arduino函式，無論是函式的用途、參數，甚至是回傳的數值都在其中。每個函式也都有範例示範如何使用它們（圖3-9）。

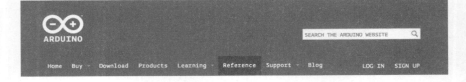

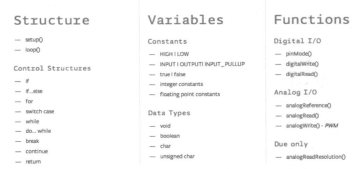

Language Reference

Arduino programs can be divided in three main parts: *structure*, *values* (variables and constants), and *functions*.

Structure

— setup()
— loop()

Control Structures

— if
— if...else
— for
— switch case
— while
— do... while
— break
— continue
— return

Variables

Constants

— HIGH I LOW
— INPUT I OUTPUTI INPUT_PULLUP
— true I false
— integer constants
— floating point constants

Data Types

— void
— boolean
— char
— unsigned char

Functions

Digital I/O

— pinMode()
— digitalWrite()
— digitalRead()

Analog I/O

— analogReference()
— analogRead()
— analogWrite() - *PWM*

Due only

— analogReadResolution()

圖3-9 Arduino語言參考指南是可以找到所有可用的Arduino函式的所在。

如果你檢視pinMode()的參考資料頁面（http://arduino.cc/en/ Reference/PinMode），裡面的資訊對你而言應該會相當眼熟。它會告訴你 pinMode()的用途、語法、解釋如何使用參數，然後也會告訴你並不會回傳數值。

digitalWrite()

在迴圈函式中，digitalWrite()這個Arduino函式會呼叫兩次。 digitalWrite()是用來控制腳位的開啟與關閉（使用high與low這樣的數位電子名詞）。當腳位被設定為high時，腳位將會輸出5V的電壓，可被LED作為發光的電源。當腳位被設定為low時，將會與接地端相連，使LED關閉。

digitalWrite()的語法為：

```
digitalWrite(pin, value);
```

`digitalWrite()` 使用的參數為：
- pin：腳位編號
- value：選擇 HIGH 或 LOW

`digitalWrite()` 並不會回傳數值。再說一次，我們會在第四章中講到可回傳數值的函式。

因此，在 Blink 程式中，「`digitalWrite(led, HIGH);`」代表提供 5V 電壓給數位輸出腳位 13，並且使 LED 亮起。

而「`digitalWrite(led, LOW);`」則代表將數位輸出腳位 13 連向接地端，並關閉 LED。

delay()

你的程式將會執行地非常快速，所以當你只有在迴圈函式中控制腳位的開啟與關閉時，我們並沒有足夠的時間可以看到 LED 完全亮起或完全熄滅，所以 LED 看起來會是有點黯淡的樣子。因此，你需要告訴 Galileo 在開啟腳位後與關閉腳位後都要等待一小段時間。

為了實現這個目標，你可以發現到 Arduino 的內建函式 `delay()`，它可以讓程式停下腳步，時間的長短則是由你輸入在括弧中的參數決定。

`delay()` 的語法為：

`delay(ms);`

`delay()` 使用的參數為：
- ms：要等待多少毫秒（milliseconds）

`delay()` 並不回傳數值。

在閃爍程式中，「`delay(1000);`」就是告訴 Galileo 在設定腳位 13 為 HIGH 之後，以及設定為 LOW 之後都要等待 1 秒鐘（1000 毫秒）。

程式碼與語法

現在你已經檢視過閃爍程式的每一行程式碼，我們來討論一些關於程式碼的細節。

分號

你可能會注意到許多行的程式的後面都會有一個分號作為結尾。這個分號稱作「終結號」，目的是要讓 Arduino 知道此行敘述的結尾所在。在程式語言中，一個敘述就像是一行句子一樣。而在 Arduino 語法中，分號就代表一個句子的句號。

在某些情況下，我們並不需要加上分號，像是在開啟一個程式區塊時。你可以看到在 Blink 程式中，設定函式與迴圈函式起始的地方，在大括弧的後面並沒有加上分號。

段落與位移

由於 Arduino 編譯器透過分號與大括弧來分割各個函式區塊，所以它完全不會關心你是如何安排你的程式碼段落。事實上，你喜歡的話，你也可以把所有閃爍程式中的程式碼放在同一行中也沒有關係。

為了要讓一般人容易閱讀並理解你的程式碼，把每個敘述、宣告放在自己的一行，並且進行縮排會是不錯的方法。

區分大小寫

在 Arduino 程式語言中，所有的東西都是要區分大小寫的。這意味著當你要呼叫 pinMode() 時打成 PINMODE()，程式會直接給你一個 ERROR（錯誤）。這個小細節在變數中也同樣存在。如果你定義了一個變數叫做 led，便不能在程式中輸入 LED，因為程式會把這兩個名稱視為完全不同的兩個變數。

硬式編程

當你在閃爍程式中呼叫 pinMode() 與 digitalWrite() 的時候，你使用 13 這個數值來定義 led 這個變數，並把它傳送到函式中。你也可以試著使用下面這個方式：直接把 13 輸入在這兩個指令的參數中。

```
pinMode(13, OUTPUT);
digitalWrite(13, HIGH);
```

這個方法稱作「硬式編程」，因為這是直接把數值寫在函式中而非從其他地方去參照這個數值，這也是我們較不建議使用硬式編程的原因。

首先，在創建一個變數時取一個好名字有助於我們理解程式碼。如果你在腳位 12 連接一個馬達，並在腳位 13 連接一個 LED，當你想要開啟馬達還有關閉

LED的時候，沒有硬式編程的程式碼相較起來會較好理解：

```
digitalWrite(motorPin, HIGH);
digitalWrite(ledPin, LOW);
```

硬式編碼的程式碼會長得像這樣：

```
digitalWrite(12, HIGH);
digitalWrite(13, LOW);
```

在上述第二個範例中，你必須要記住哪個標號代表哪個腳位，否則你就要一直回頭去查找。

另一個原因是透過參照變數來寫程式的話，假如你需要改變腳位編號，你不需要找遍所有跟這個編號有關的程式碼來一一修改，你只需要修改宣告變數的那行即可，只用一個動作就可以套用到整個程式碼中。

這個動作一開始看起來可能像是個多餘的動作，但是隨著你的程式日漸茁壯，你將會發現有了這個動作，寫起程式會更加簡單！

深入數位輸出

如果你了解如何控制一個數位輸出腳位，你就可以知道如何控制其他的數位腳位。現在我們試著在專題中加上更多的LED。

在這個實作中，你將會需要：

- 麵包板（Makershed.com商品編號MKEL3，Adafruit.com商品編號64，Sparkfun.com商品編號12002）
- 跳線（Makershed.com商品編號MKSEEED3，Adafruit.com商品編號758，Sparkfun.com商品編號08431）
- LED（Makershed.com商品編號MKEE7，Adafruit.com商品編號299，Sparkfun.com商品編號12062）
- 電阻（Makershed.com商品編號MKEE4，Sparkfun.com商品編號10969）

接下來是如何串接起這些LED的步驟：

1. 將Galileo的接地端到麵包板上的負極插排。
2. 將LED接到負極插排與其他不同行的插孔。不要忘了區分LED正極與負極的方法，正極的針腳較長，負極的針腳較短。

3. 將這些接有正極的行與不同的數位輸出腳位相連，其中必須要加上適當的
   電阻（圖3-10）。

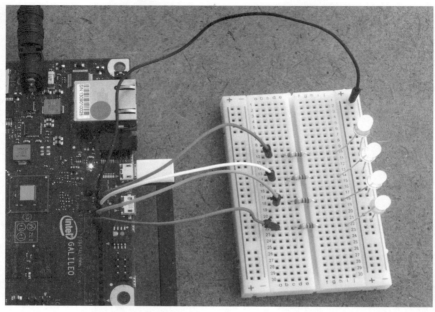

圖3-10 使用Galileo與免焊接麵包板點亮多個LED的方法。

現在我們使用digitalWrite()與delay()來試著修改閃爍程式，並上傳到控
制板中來決定每個LED的閃爍方式。

腳位0與腳位1是特殊的數位腳位，因為他們會用來進行特別的序列
傳輸的。你將會在第51頁的〈序列資料輸出〉中獲得序列資料的相
關知識。請注意到如果你要用到這兩個腳位，程式的結果可能會與
預期不符。所以，我們建議你應該要避免使用數位腳位0與數位腳
位1。

類比輸出

直到現在，你已經使用過digitalWrite()來控制腳位。在數位的領域，你

都是在兩個狀態中切換：high與low（開啟與關閉）。然而，世界上不是所有的東西都只有絕對的開啟與關閉狀態，還有很多時候物體的狀態會有程度上的變化。

比方説，一個用牆上電源開關控制的電燈可能只有單純的開關變化。但是如果他使用旋鈕式開關來控制的話（圖3-11），將可以在關閉到完全打開之間有光暗程度的變化。如果 digitalWrite() 就像是單純的開關，接下來的這個函式 analogWrite() 就會有點像是旋鈕開關一樣。

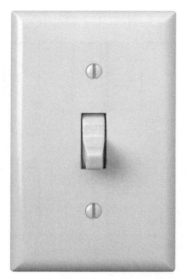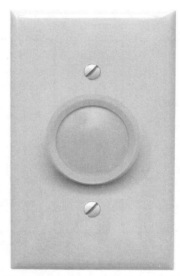

圖3-11 數位模式就像是左邊的開關，只能單純控制開啟與關閉。類比模式就像右邊的開關，可以在完全開啟與完全關閉之間設定一個範圍的數值。

analogWrite()

我在前面寫到「有點像」，是因為 analogWrite() 使用一種叫做「脈衝寬度調變（ pulse width modulation，PWM ）」的特性，讓它「看起來」像是有一定範圍的電壓值可以從腳位輸出。而真正做到的則是讓腳位迅速地開啟與關閉，所以當你想要讓腳位輸出原本電壓值的一半時，腳位開啟的脈衝時間會變成原本時間的50%，也用原本時間的50%來關閉腳位。而當你想要讓腳位輸出的電壓值為原本的20%的時候，它會把原本總時間中的20%設為開啟，並把原本時間的80%設為關閉。這個時間的比率會與整個循環的週期（又稱工作

週期）成正比（圖3-12）。當你連接LED到這些腳位並使用analogWrite()來改變工作週期，便可以達成LED的朦朧效果。

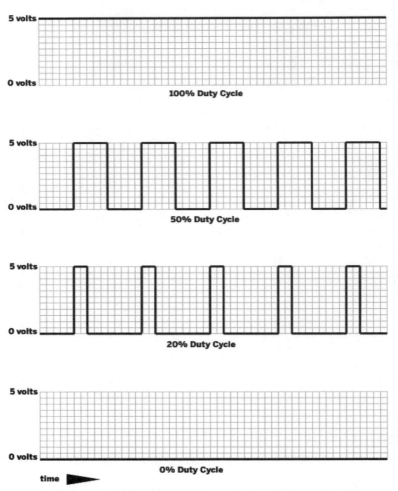

圖3-12 工作週期代表在整個開啟關閉週期中，有多少時間這個腳位是開啟的。

　　然而，並不是Galileo上的每一個腳位都可以使用PWM進行脈衝。如果你仔細瞧瞧控制板，你將會發現其中一些數位腳位的標籤上面有個破折號（～），如圖3-13中所示。這些有標記的腳位是可以使用analogWrite()的腳位，它們

分別是Galileo上的腳位3、5、6、9、10和11。

現在讓我們瞧瞧analogWrite()函式的資料，並且試著將它加進程式中。

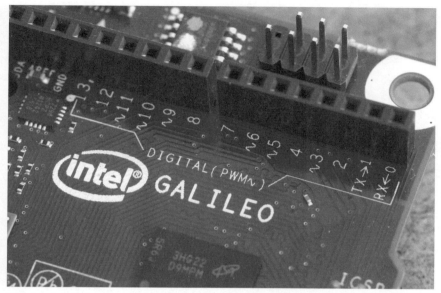

圖3-13 你只能在analogWrite()中使用那些相容PWM的腳位。這些腳位的編號旁邊都有標註一個破折號（～）。

analogWrite()的語法為：

analogWrite(pin, value);

analogWrite()的參數分別是：

- pin：腳位編號
- value：一個介於0（完全關閉）到255（完全開啟）間的數值

analogWrite()並不回傳數值。

使用這個函式讓LED的明滅有淡出淡入的效果，就像是一些電腦上的睡眠燈號：

1. 將一個LED連接到腳位9，方法就像是第28頁的〈腳位編號〉中做過的一樣。別忘了像圖3-5一樣加上一個限流電阻。

2. 在Arduino IDE中，點選「檔案」→「範例」→「01.Basics」→「Fade」，開啟analogWrite()的範例檔。

3. 點選上傳。

　　如果你操作都正確的話，你應該會看到朦朧明滅的LED！就像是那些精美的電腦一樣！讓我們來討論一下範例3-2的程式碼。

範例3-2 Arduino 淡出淡入範例

```
int led = 9; //❶
int brightness = 0; //❷
int fadeAmount = 5; //❸

void setup() { //❹
  pinMode(led, OUTPUT); //❺
}

void loop() { //❻
  analogWrite(led, brightness); //❼

  brightness = brightness + fadeAmount; //❽
  if (brightness == 0 || brightness == 255) { //❾
    fadeAmount = -fadeAmount; //❿
  }

  delay(30); //⓫
}
```

❶ 將數值9存入一個叫做led的新變數當中。這代表了連接LED的腳位編號。

❷ 將數值0存入一個叫做brightness的新變數中。代表程式將會持續追蹤LED的亮度。

❸ 將數值5存入名為fadeAmount的新變數中。這將會定義亮度淡出淡入的程度。

❹ 設定函式的開頭，這將只會在程式開始的時候執行一次。

❺ 將變數led（9號腳位）設定為輸出。

❻ 開始進行迴圈函式，這將會在設定函式執行完畢之後，不斷地一次又一次重複執行。

❼ 將變數led（9號腳位）設定一個由變數brightness定義的PWM數值。在迴圈函式第一次執行的時候，他將會是0（完全關閉），因為變數brightness的初始設定值為0。

❽ 將變數brightness加上變數fadeAmount再指定給變數brightness。換句話說，就是把變數brightness加上變數fadeAmount。

❾ 假設變數brightness等於0或是255時，將會執行下面大括弧中的程式碼。

❿ 設定變數fadeAmount成為它本身的負數（讓正的變成負的、讓負的變成正的）。

⓫ 在下次重新開始執行迴圈函式前等待30毫秒。

程式碼與語法

除了analogWrite()以外，在範例3-2中還包含一些你尚未在本書中接觸到的觀念。

變數指派

直到目前為主，你有過在建立變數時將數值儲存進變數當中。而在範例3-2中，你會看到我們為變數指定一個新值，用的是一個等號：

```
brightness = brightness + fadeAmount;
```

Galileo將會先著眼於等號的右邊，完成等號右邊的動作之後，將這個動作產生的結果指派給等號左邊的變數。在這個例子中，brightness的初始值將會加上變數fadeAmount的數值，這個加法最後的結果會指派給等號左邊的變數，也就是成為變數brightness的新值。

當我們在程式中看到等號的時候，我們並不會把它想成「等於」，而是「得到數值」。在範例中看到這行的時候，我會認定為「brightness得到一個brightness加上fadeAmount後的值」。這會讓我們更容易理解這個陳述在做甚麼事情。

這行程式碼在範例3-2中的用意是要在每次迴圈函式開始的時候，都可以改

變亮度。

在迴圈函式中的另一個變數指派的例子是：

```
fadeAmount = -fadeAmount;
```

簡單來說，這會把 fadeAmount 設定為它的相反數。如果這是一個負數，將會讓它變成正數。如果這是一個正數，將會讓它變成負數。如果 fadeAmount 是正數，每一次執行迴圈時都會加到 PWM 數值中，讓 LED 愈來愈亮。相反地，如果它是負數，因為把 brightness 加上一個負數，造成 LED 變得黯淡，而且每次都 -5 會使亮度降低 5 個階層。

運算符號

當然，你可以透過 Arduino 完成的事情可不是只有加法。你也可以使用減法（－）、乘法（＊）、除法（／）、甚至是係數法（％），這可以得到兩個數字相除之後的餘數。

你可以使用這些運算符號加上等號（賦值運算子）來達成這個數學運算，並且利用這個複合運算子在一個動作中將新值指派到變數中。以下兩行的程式碼可以達成同樣的目的：

```
doubleThis = doubleThis * 2;
doubleThis *= 2;
```

對於數值的增量（加一）與減量（減一）在語法中也可以使用＋＋與‐‐的速寫語法。下面三行的程式碼可以達成同樣的目的：

```
countUp = countUp + 1;
countUp += 1;
countUp++;
```

而下面這些程式碼也可以達成一樣的目的：

```
countDown = countDown - 1;
countDown -= 1;
countDown--;
```

假設 if 敘述

另一個在範例 3-2 中出現的新概念是假設敘述，你可能發現已經使用過很多次了。這個敘述的概念很簡單：當它是對的，它就會做裡面的事。

假設敘述的語法會長得像以下的樣子：

```
if (判斷式) {
    如果判斷式成立，就會執行這段程式碼
}
```

表 3-1 有許多可以應用的判斷式。

表 3-1 比較運算

運算式	成立條件
x == y	x 等於 y
x != y	x 不等於 y
x < y	x 小於 y
x > y	x 大於 y
x <= y	x 小於等於 y
x >= y	x 大於等於 y

讓我們來看看假設敘述的簡單範例：

```
int n = 10;
if (n > 10) {
    //這段不會執行，因為n並沒有大於10。
    digitalWrite(redLed, HIGH);
}
if (n < 10) {
    //這段不會執行，因為n並沒有小於10。
    digitalWrite(greenLed, HIGH);
}
if (n == 10) {
    //這段會執行，因為n等於10。
    digitalWrite(yellowLed, HIGH);
}
```

請注意到一個等號是用來指派數值給變數用的,如果你要進行比較判斷,必須要用兩個等號。一般來說是非常不可能在假設敘述的判斷式中使用到變數指派。所以我們發現這是一個非常容易發生的錯誤。不幸的是,如果你不小心打錯,你將不會收到任何的錯誤訊息,因為對於編譯器來說,這段程式碼並沒有任何的「語法錯誤(syntax error)」,但是實際上發生了「語意錯誤(semantic error)」,因此程式跑出來的結果可能會與你預期的不符。

你可以在一個假設敘述的判斷式中進行多個判斷。只要在不同的判斷間加上邏輯運算子即可,如表 3-2 所列。邏輯運算子 not 將會取反產生的結果。

表 3-2 邏輯運算子

運算子	定義
& &	且
||	或
!	非

以下是一些示範邏輯運算的例子,讓你知道如何在一個判斷式中做多個判斷:

```
int n = 10;

if ((n > 8) && (n < 12)) {
    //這段程式碼將會執行,因為 n 大於 8 且小於 12。
    digitalWrite(redLed, HIGH);
}

if ((n > 8) && (n < 10)) {
    //這段程式碼將不會執行,因為使用「且」的時候,
    //必須兩個邏輯判斷 皆要為「真」才會是「真」。
    digitalWrite(greenLed, HIGH);
}
```

```
if ((n > 8) || (n < 10)) {
    //這段程式碼將會執行,因為使用「或」的時候,
    //只要有一個邏輯判斷是「真」就會是「真」。
    digitalWrite(greenLed, HIGH);
}
```

有了以上資訊,相信你現在可以輕易地理解範例3-2中的假設敘述是在做什麼事:

```
if (brightness == 0 || brightness == 255) {
    fadeAmount = -fadeAmount;
}
```

假如變數brightness的值等於0或是255時,會把變數fadeAmount指派為它的相反數。也就是說,當亮度達到最大值(255)時,程式會開始把LED轉成漸漸黯淡,直到它的亮度達到最小值(0)。然後再次轉換fadeAmount的方向。

其他輸出

輸出針腳並不只是用於LED的閃爍與淡入淡出而已,它們還可以用來控制馬達、發出聲音,或是與其他裝置進行通訊。

序列資料輸出

許多時候你可能想要把資料從Galileo上回傳至電腦中。或許你可能需要人為你動不起來的專題解惑,又稱除錯(debugging)。或者你想要傳送感測器的資料到試算表中。又可能你會想要把Galileo當成你設計的電腦遊戲的控制器。

為了這些目的,你可以使用Arduino的串列函式庫,可以讓你在裝置之間傳輸資料。到目前為止,你只學到如何把資料丟給Galileo,但是你將會在第五章學到如何從Galileo接到資料。

電腦上與Galileo相連的USB連接線並非只有控制板寫入程式這麼簡單。它還可以進行串列傳輸。你可以透過修改範例3-2的腳本程式碼來實作基本的串列傳輸。這些改動的地方會顯現在範例3-3。

範例3-3 加上串列功能的 Arduino 淡出淡入範例

```
int led = 9;
int brightness = 0;
int fadeAmount = 5;

void setup() {
  pinMode(led, OUTPUT);
  Serial.begin(9600); //❶
}

void loop() {
  analogWrite(led, brightness);

  brightness = brightness + fadeAmount;

  if (brightness == 0 || brightness == 255) {
    Serial.print ("Brightness is at "); //❷
    Serial.print (brightness); //❸
    Serial.println (". Switching directions."); //❹
    fadeAmount = -fadeAmount;
  }

  delay(30);
}
```

❶ 開啟序列傳輸埠並傳輸速率設定為每秒9600位元（也稱為鮑率，baud rate）。

❷ 透過序列傳送一個字串。

❸ 透過序列傳送亮度的值。

❹ 透過序列傳送一個字串，並且執行一個回傳的動作。

上傳範例3-3的範例到開發板上之後，點選Arduino IDE工具列右邊的放大鏡按鈕以開啟序列埠監視器（圖3-14）。

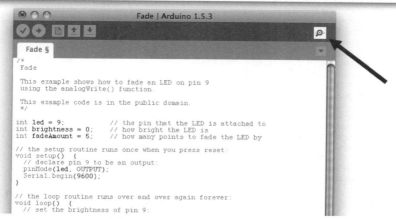

圖3-14 要打序列埠監視器，請點選右上角的放大鏡按鈕。

　　一個新的視窗將會出現。請確認在右下方的下拉式選單中鮑率是設定為 9600。如果一切都正確的話，你應該會看到下面的訊息不斷重複（圖3-15）。

```
Brightness is at 0. Switching directions.
Brightness is at 255. Switching directions.
Brightness is at 0. Switching directions.
Brightness is at 255. Switching directions.
Brightness is at 0. Switching directions.
Brightness is at 255. Switching directions.
```

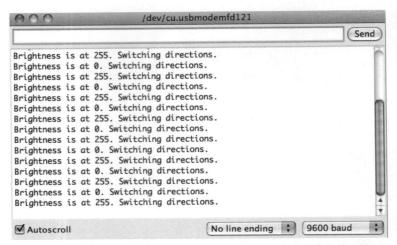

```
/dev/cu.usbmodemfd121                              Send

Brightness is at 255. Switching directions.
Brightness is at 0. Switching directions.
Brightness is at 255. Switching directions.
Brightness is at 0. Switching directions.
Brightness is at 255. Switching directions.
Brightness is at 0. Switching directions.
Brightness is at 255. Switching directions.
Brightness is at 0. Switching directions.
Brightness is at 255. Switching directions.
Brightness is at 0. Switching directions.
Brightness is at 255. Switching directions.
Brightness is at 0. Switching directions.
Brightness is at 255. Switching directions.
Brightness is at 0. Switching directions.
Brightness is at 255. Switching directions.

☑ Autoscroll              No line ending ▾    9600 baud ▾
```

圖3-15 設定序列埠監視器的鮑率，讓它與你在 Serial.begin() 中設定的一樣。

要讓這部分順利運行，你必須要使用幾個與序列相關的函式。讓我們一個一個來討論。

Serial.begin()

這個函式可以開啟 Galileo 上的序列埠，並且告訴它傳輸資料的速率。這個數字代表每秒傳輸的位元數。因為這個函式通常只會使用一次，所以我們基本上都會在設定函式中呼叫它。

兩個裝置間透過序列進行傳輸的話務必要使用相同的鮑率，就算你是單向傳遞資料亦同。假如兩個裝置間的鮑率不相同，接收資料的裝置可以會編譯出亂七八糟的結果。

然而，設定相同鮑率這點，並不是影響 Galileo 對於開發板與序列埠監視器間傳輸方式的難處。但是將其設定正確是個好事，因為當你習慣這樣做時，可讓你的程式碼適用於其他的 Arduino 開發板。

在這本書中，我們會著重在標準的 Arduino 慣例，因為它在 Galileo 與 Arduino 控制板上都可以穩定運作。

Serial.begin() 的語法為：

Serial.begin(speed);

其參數為：

speed：每秒傳輸的位元為單位的速度（也就是鮑率）。通常會輸入以下的其中一組數字：300、600、1200、2400、4800、9600、14400、19200、28800、38400、57600或是115200。 而在Arduino的腳本程式碼中，9600是最常見的。

`Serial.begin()`並不回傳數值。

Serial.print()

這個函式會透過序列埠傳輸資料。

`Serial.print()`的語法為：

```
Serial.print(value);
```

其參數為：

value：要傳送的資料。這可以是一個字串、一個字元、一個位元組、一個數字，或者是其他任何型態的資料。

`Serial.print()`會回傳傳輸的資料位元組大小。我們不需要使用這個回傳的數值，所以你可以放心地忽略它。

Serial.println()

就像是`Serial.print()`，`Serial.println()`透過序列埠傳送資料。差別在於它會在資料的最後加上一個回傳動作。

`Serial.println()`的語法為：

```
Serial.println(value);
```

其參數為：

value：要傳送的資料。可以是一個字串、一個字元、一個位元組、一個數字，或者是其他任何型態的資料。

`Serial.println()`會回傳傳輸資料位元組的大小。但是我們並不需要這個回傳值，所以可以放心地忽略它。

透過繼電器控制交流電器

從數位腳位流出的小電流，當遇到比LED需求還要高的零件時可能會不夠用。所以為了要控制像檯燈或是食物調理機機之類的電器，你將會需要用到一個繼電器。

一個標準的繼電器是一種機械式的開關，可以處理大量的電力。這個開關可以用小電流來進行操控。

購買一個繼電器並為它接上導線來控制你想要操控的電力來源是可行的。不過市面上有一款更棒的產品，名為「 PowerSwitch Tail 」，它可以讓你使用像是Galileo這樣的開發板時可以輕易地控制使用牆上插座的電器。你不需要做過多的線路連接，因為你想要使用的電器可直接接於其上，而其電源線會接在你牆上的插座中（圖3-16）。

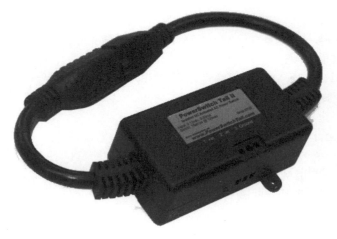

圖3-16 PowerSwitch Tail可以幫助你控制小至LED，大至使用高壓交流電的電器。

你只需要將接地線以及其中一個Galileo數位輸出腳位的導線接到PowerSwitch Tail上，然後使用`digitalWrite()`來控制它的開關。

```
// 將食物調理機開啟一秒鐘：
digitalWrite(powerSwitchTailPin, HIGH);
delay(1000);
digitalWrite(powerSwitchTailPin, LOW);
```

控制伺服機

　　一般我們常用的伺服機是一種使用電流脈衝控制停滯角度的小型馬達，通常會有180度的可旋轉角度（圖3-17）。它使用馬達上面的紅線與黑線來連接5V與接地線來通電。你的Galileo將會透過黃線傳送訊號脈衝給馬達，告訴它現在要被設定到的位置。

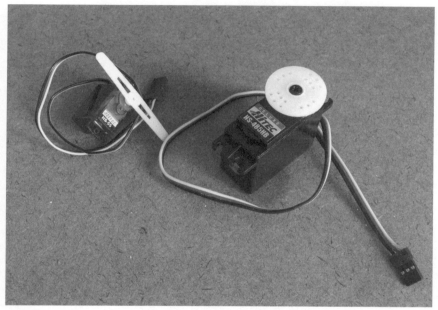

圖3-17 伺服機有各式各樣的規格，不過大部分的使用方式都一樣。

　　如果你想要嘗試自行設計可傳遞給伺服機正確的high、low訊號的程式碼，可能會有點困難且費時。幸運的是，你可以使用Arduino函式庫來操作伺服機，可以省去許多麻煩。這個函式庫讓複雜的程式編寫過程變得簡單。你甚至可以不用知道要用多少速率來傳送脈衝，以及如何在不被阻擋的情況下傳送資訊，透過函式庫你只需要簡單地輸入角度就可以達成目的。Galileo就會開始傳送適當的脈衝給伺服機，直到你停止它或是改變角度（圖3-18）。

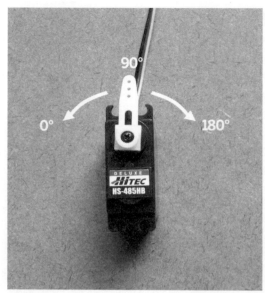

圖3-18 大部分的伺服機有180度的可旋轉角度。當使用 Arduino 伺服函式庫時，0度會
把伺服機往逆時針方向旋轉；180會把伺服機往順時針方向旋轉；90度則會設
定在原點。

要開始操作伺服機並試用伺服函式庫之前，先將你的伺服機連接到Galileo
上。

關於這個實作，你將會需要用到：

- 類比伺服機（有許多種規格，但是任何一種都差不多：Makershed.com
  商品編號MKMSERVO，Adafruit.com商品編號169，Sparkfun.com商
  品編號09065）

- 跳線（ Makershed.com商品編號MKSEEED3，Adafruit.com商品編號
  758，Sparkfun.com商品編號08431）

線路的連接與伺服機的測試其實不會相當困難：

1. 使用跳線，把伺服機的黑線端連接到Galileo的接地端。你可以把Galileo
   上面的跳線直接接到伺服機上，或者也可以經由麵包板。你將會需要將公
   接頭插在伺服機上，然後另一端才可以插在麵包板上。

2. 將紅色跳線從伺服機的VIN端接到Galileo。這個針腳是從你的電源連接

正電荷的。

3. 將黃色跳從伺服機連接到腳位9，看起來應該會像是圖3-19或圖3-20。

4. 在Arduino IDE中，將範例3-4的程式碼打在空白腳本程式碼中。

5. 開啟你的Galileo並透過USB連接到你的電腦，上傳腳本程式碼到控制板。

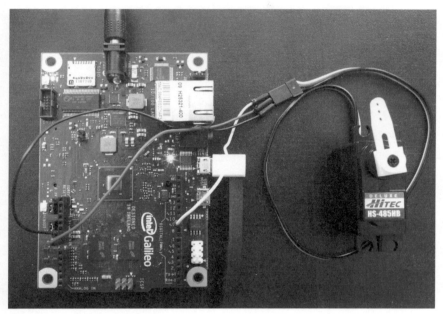

圖3-19 將伺服機接到Galileo上。

如果你將所有東西都接對了，你應該會看到伺服機的搖臂轉來轉去（範例3-4）。

範例3-4 伺服機測試

```
#include <Wire.h>
#include <Servo.h> //❶

int servoPin = 9;

Servo myServo; //❷

void setup() {
  myServo.attach(servoPin); //❸
}

void loop() {
  myServo.write(0); //❹
  delay(1000);
  myServo.write(180); //❺
  delay(1000);
}
```

❶ 編譯的時候，匯入伺服機函式庫。在你使用伺服機相關函式的時候需要這個動作。

❷ 開啟一個名為 myServo 的新物件。

❸ 發布你將在腳位9控制伺服機的訊息。

❹ 將伺服機設定在0度。

❺ 將伺服機設定在180度。

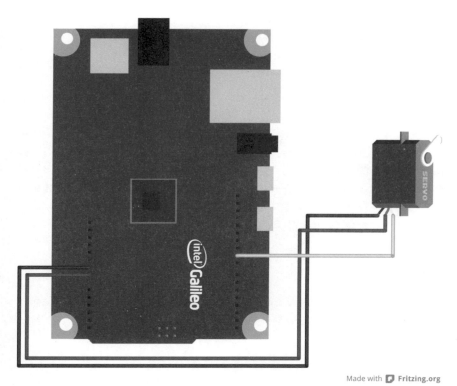

Made with **Fritzing.org**

圖3-20 伺服機的黃色跳線要接在數位輸出腳位上（任何一個可以相容PWM的腳位）。黑色跳線（有時候是棕色的）要連接到接地端。紅色跳線連接到VIN針腳。

 在範例3-4中，程式碼中的 `#include<Wire.h>` 是一個在 Intel Galileo 的 0.7.5 版本上要使用伺服機的解決方法。在一些較新的版本上你可能不需要。你可以試著不要加入這一行來看看一切是否還是正常運作。

伺服物件

當你在檢視控制伺服機的程式碼時，你會接觸到一個新的程式編寫觀念，稱為「物件」。

```
Servo myServo;
```

在程式語言的說法中，這一行程式碼開啟了一個名為 myServo 的 Servo 物件。你並不需要了解關於這個物件一些細節問題以及它是如何運作的，但重要的是，這個物件可以讓你建立多個伺服機物件，而且彼此間是透過伺服機函式獨立運作的。要實際上看到運作的過程，最好的方法是使用兩個伺服機的範例。讓我們將一個相機接在其中一個伺服機上，讓它可以左右水平旋轉，並且將這個伺服機接在另一個伺服機上，而這個伺服機是可以進行垂直上下旋轉的。而我們需要在程式中建立兩個 Servo 物件：

```
Servo panServo;
Servo tiltServo;
```

你可以使用 attach() 函式來告訴 Galileo 每個伺服機分別是接在哪個腳位。指定水平的伺服機在腳位 9，垂直的伺服機在腳位 10，使用下面的指令來達成：

```
panServo.attach(9);
tiltServo.attach(10);
```

接著告訴各個伺服機要往哪個方向旋轉，你將會使用 write() 功能，其中可以輸入的數值介於 0 到 180 之間。如果你想要每個馬達停滯在中間點，可以輸入 90：

```
panServo.write(90);
tiltServo.write(90);
```

以上是關於伺服機函式庫如何運作的基本介紹，以及簡單敘述物件的建立與動作。大部分其他你將會用到的函式庫都會使用物件範例，而且通常會包含一些範例來讓你理解它們。

淺談 Linux

直到此書的這個地方，大部分你學過的東西都聚焦在 Galileo 上與 Arduino 相似的內容。正如我們在第一章提到的，Galileo 其中一個特點是它可以執行

Linux。讓我們淺淺地來探究一下Galileo中的Linux世界。

你要做的第一件事是連接到Linux的指令列。在這裡，我們將會向你呈現如何透過Telnet使用網路來連線。你也可以直接透過串列傳輸埠來連接，請參閱附錄H的方法。

透過 Telnet 連線

如果你的電腦與Galileo位在同一個區域網路（LAN）中，你可以使用Telnet來與Galileo上的Linux命令行進行網路連線。

1. 使用乙太網路線，將你的Galileo與電腦連接在同一個網路當中。
2. 開啟Galileo的電源後使用USB與電腦連接，上傳範例3-5到控制板中。這個程式碼將會啟用控制板上的Telnet並將Galileo的網路相關訊息呈現在序列監視器上。

範例3-5 啟用Telnet與印出IP的程式碼

```
void setup() {
  system("telnetd -l /bin/sh"); //❶
}

void loop() {
  system("ifconfig eth0 > /dev/ttyGS0"); //❷
  delay(5000);
}
```

❶ 執行Linux並啟用Telnet。
❷ 用Arduino序列埠監視器來顯示網路相關的資訊。

範例3-5中使用了 system() 函式，這是Galileo專屬的函式。它的功用是在Arduino程式碼中執行Linux命令。我們將會在第六章有更詳細的介紹。

---

3. 打開序列埠監視器並得到IP位址，IP位址會回應在 inet addr 指令後面。如果你沒有看到 inet addr，確認你的開發板有接到路由器上，然後將開發板重新開機後再試一次。

```
eth0    Link encap:Ethernet HWaddr 98:4F:EE:00:1A:F3
        inet addr:192.168.1.4 Bcast:0.0.0.0 Mask:255.255.255.0
        inet6 addr: fe80::9a4f:eeff:fe00:1af3/64 Scope:Link
        UP BROADCAST RUNNING MULTICAST MTU:1500 Metric:1
        RX packets:326 errors:0 dropped:0 overruns:0 frame:0
        TX packets:93 errors:0 dropped:0 overruns:0 carrier:0
        collisions:0 txqueuelen:1000
        RX bytes:52925 (51.6 KiB) TX bytes:7511 (7.3 KiB)
        Interrupt:41 Base address:0x8000
```

接著，與你的Galileo連線：

在Mac OS X上：

1. 在/Applications/Utilities中開啟終端機。
2. 在你電腦的命令行輸入「telnet 192.168.1.4（使用你Galileo上的IP來替換192.168.1.4）」。

在Linux上：

1. 輸入「Ctrl鍵＋Alt鍵＋T」開啟終端機，你也可以在啟動器的應用程式中尋找。
2. 在你電腦的命令行輸入「telnet 192.168.1.4（使用你Galileo上的IP來替換192.168.1.4）。

在Windows上：

1. 點選「開始」→「執行」。
2. 在文字方塊中輸入「telnet 192.168.1.4（使用你Galileo上的IP來替換192.168.1.4）」。

當你一連線之後，你會看到一個「#」符號來提醒你已經進入指令列階段。

```
Trying 192.168.1.4...
Connected to 192.168.1.4.
Escape character is '^]'.

Poky 9.0 (Yocto Project 1.4 Reference Distro) 1.4.1 clanton
```

```
/ #
```

 任何你對檔案的更動在重新開機以後都不會套用,除非你使用
MicroSD 卡來開機。參閱附錄 D 來建立一個開機用的記憶卡。

透過腳位來工作

在命令行提示符階段,你可以在 Galileo 上執行 Linux 命令。你可以使用指令
來讀取或是寫入檔案、得到你系統的資訊、進行網路連接、讀取或寫入腳位,
以及其他更多的功能。接下來你將會使用一些 Linux 指令來將一個腳位轉成輸
出並將它設定為 HIGH。

在命令行中,你必須先以 root 身分登入(如果你是使用序列傳輸的話不需要
進行這個步驟):

```
/ # login root
root@clanton:~#
```

接下來使用指令 cd 來移至目錄 /sys/class/gpio:

```
root@clanton:~# cd /sys/class/gpio/
```

接著使用指令 ls 來列出整個目錄中的內容:

```
root@clanton:/sys/class/gpio# ls
export    gpio19    gpio27    gpio38    gpio46    gpiochip0
gpio0     gpio20    gpio28    gpio4     gpio47    gpiochip16
gpio1     gpio21    gpio29    gpio40    gpio48    gpiochip2
gpio14    gpio22    gpio30    gpio41    gpio49    gpiochip8
gpio15    gpio23    gpio31    gpio42    gpio50    unexport
gpio16    gpio24    gpio32    gpio43    gpio51
gpio17    gpio25    gpio36    gpio44    gpio54
gpio18    gpio26    gpio37    gpio45    gpio55
```

這是 Galileo 上不同的腳位工作用的檔案或目錄(上面的結果已排版成比較

適合閱讀的方式，實際上你看到的輸出內容可能會有點不一樣）。在Linux環境中，你可以直接寫入檔案來控制腳位，並讀取檔案來獲取腳位的狀態。

　　GPIO的意思是「通用目的輸入／輸出（general purpose input/output）」，代表腳位可以進行各式各樣的事情，像是做為數位輸出、數位輸入、類比輸出、類比輸入等。

在其他的Linux開發板上，你通常不會在 **/sys/class/gpio** 裡面看到所有的GPIO腳位。但是在你上傳並載入Arduino腳本程式碼，來啟動Telnet後，這些腳位會被腳本程式碼輸出，並將它們設定在使用中。

　　在 **/sys/class/gpio** 中列出的腳位編號可能跟你在Arduino程式碼中或是開發板上印刷的編號不一致。表3-3為Arduino腳位編號對應於Linux上的GPIO腳位編號。

表3-3 Arduino與Linux腳位編號對應表

Arduino 數位腳位	Linux 訊號編號
0	50
1	51
2	14
3	15
4	28
5	17
6	24
7	27
8	26
9	19
10	16
11	25
12	38
13	39

　　將一個LED連接到腳位13，就像你在第28頁的〈腳位編號〉中做的一樣。由於腳位13在Linux訊號編號的對應是39，如表3-3所示，所以我們將當前目

錄更改為 gpio39 並列出內容。

```
root@clanton:/sys/class/gpio# cd gpio39
root@clanton:/sys/devices/virtual/gpio/gpio39# ls
active_low   direction   edge   power   subsystem   uevent
value
```

接下來你使用的指令為 cat，這個指令可以輸出檔案的內容並呈現在終端機上。首先我們輸出 direction 檔案的內容。

```
root@clanton:/sys/devices/virtual/gpio/gpio39# cat direction
in
```

這裡說明了這個腳位是被設定為輸入腳位。使用指令 echo 來將「out」寫入 gpio39 的 direction 檔案中。這個步驟的意義就跟在腳本程式碼中執行「pinMode(13, OUTPUT);」一樣。

```
root@clanton:/sys/devices/virtual/gpio/gpio39# echo out >
direction
```

要將腳位 13 設定為 HIGH，只要將數值 1 寫入到檔案 value 中即可。這個步驟就像是在腳本程式碼中執行「digitalWrite(13, HIGH);」一樣。

```
root@clanton:/sys/devices/virtual/gpio/gpio39# echo 1 > value
```

如果一切正確，LED 應該會開啟！現在我們來把它關掉：

```
root@clanton:/sys/devices/virtual/gpio/gpio39# echo 0 > value
```

當你使用腳本程式碼來切換腳位 13，你也控制了圖 2-8 中開發板上的 LED。為何它現在不會開啟或關閉？這是因為 Galileo 開發板上的內建 LED 只會透過軟體來與腳位 13 連接。不過其實它也有自己的 Linux GPIO 訊號，如果你想要試著閃爍它，可以控制名為 gpio3 的 Linux GPIO 訊號。

由於你在 Linux 環境中可以透過讀取或寫入檔案的方式來讀取及控制 Galileo 上的腳位，這開啟了一個具有強大功能性與靈活度的新境界，這是以往的 Arduino 控制板所沒有的。隨著 Galileo 軟體日趨成熟，它可以透過這個能力的優勢強化使用者。現在，你可以把自己想像在一個未經開拓的沃土，並且回報你發現了什麼。

更進一步

這個章節傳授你使用寫入 HIGH 與 LOW 來控制數位輸出腳位，或是使用 PWM 來傳送脈衝來產生 HIGH 或 LOW 訊號。一路走來，你學會許多當你在使用 Galileo 時都會用到的程式編寫觀念。

以下是一些你如何應用在本章節中學過的東西的點子：

- 使用 digitalWrite()、analogWrite()、delay() 來製作一個與歌曲同步顯示的 LED 燈。
- 製作一個使用摩斯電碼來傳遞訊息的 LED 燈。
- 將沙漏固定在伺服機的搖臂上，並透過 Galileo 製作一個可以在沙漏的上端流盡之後可以馬上反轉沙漏的裝置。

如果你想要學習更多有關這個章節涵蓋的知識的話，這裡有一些額外的資源：

- 在 Arduino IDE 中有一個關於不使用 delay() 來讓 LED 閃爍的範例。這將在不阻擋其他程序進行的情況下，也可以有間隔地執行一些操作。想要嘗試的話，你可以在「檔案」→「範例」→「02.Digital」→「BlinkWithouDelay」中找到。
- 我的朋友柯林製作了一個很棒的影片來解釋脈衝寬度調變 (http://www.youtube.com/watch?v= Lf7 JJAAZxEU)。
- 透過序列傳輸的資料是以 ASCII 字元編碼的，而這些字元的位元組數值可以用來代表一些不同的意思。如果想要瀏覽它們，我建議你可以檢視 ASCIITable 範例。它位在「檔案」→「範例」→「04.Communication」→「ASCIITable」中。

第四章
Galileo的輸入端

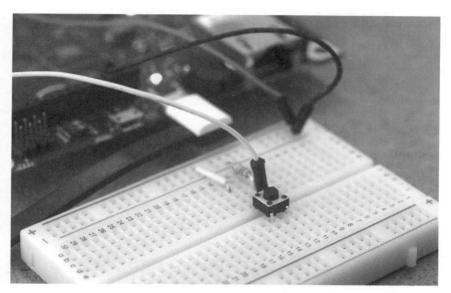

　　按鈕、開關、刻度盤、攝影機、動作感測器,以及壓力感測器等,都是可用來當作 Galileo 輸入端的例子,不過以上這些都還只是一小部分的輸入端應用而已。Galileo 的輸入端可以使其知道現實環境中發生什麼事,讓使用者可以控制裝置,或是讓裝置可以依據環境做出反應。待你結合應用輸出端與輸入端後,你的裝置就會變得更具互動性。

在這章節中，你將會使用Galileo的輸入端於這些事情上：

- 了解如何讀取類比與數位的輸入訊號
- 實作一些不同的輸入端範例
- 學習更多Arduino的程式寫作技巧
- 學習如何一起應用輸入與輸出來替東西添加互動性

開關：數位輸入

當你在第三章使用`digitalWrite()`的時候，數位輸出腳位只會有兩種狀態：HIGH或是LOW，而在數位輸入時也是如此。當你讀取到一個數位輸入的狀態時，或許會是連接著5V電壓形成high狀態，也可能是接到接地端來呈現LOW狀態。透過連接一個簡單的按鈕開關，你可以藉由按下按鈕來改變數位輸入的狀態。

「按鈕開關」長得就像圖4-1呈現的那樣，對於數位輸入的實作來說是很棒的材料。它可以直接插到麵包板上，而你也常常可在電子零件新手包中看到它。按鈕上端的一對針腳是相連在一起的，另一端的一對針腳也是同樣的連接方式。當你按下開關時，這兩對針腳將會相接在一起。

由於在麵包板上相對的兩端的針腳是連接在一起的，這代表按下的按鈕會把麵包板上間隔兩端的電路接在一起，就如同你拿一條導線把兩端接在一起。所以，在圖4-1中，這代表按鈕兩端的第11列和第13列都是接在一起的。直到你按下按鈕時，第11列與第13列兩端之間連接的電路才會斷開。

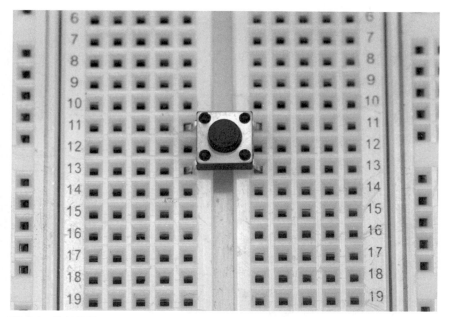

圖4-1 按鈕開關。

　　現在你要使用一個按鈕開關來接通與斷開某個數位腳位與5V之間的電路，這個腳位將會在你的腳本程式碼中被定義為輸入腳位。你同時可以加上一個下拉電阻來確保該腳位在沒有連接到5V電壓時可以接地。如果這個輸入腳位沒有連接到5V也沒有連接在接地端上，它會被判定為浮接點，因此當你要去讀取它的資料時會出現不可預期的結果。這是因為沒有連接的腳位會被環境電場影響（在沒有下拉電阻的時候，這個腳位基本上就跟天線一樣）。在圖4-4中對於電路中的下拉電阻有比較仔細的樣貌。

　　這是一些你在這個範例中會需要的東西：

- 麵包板（Makershed.com商品編號MKEL3，Adafruit.com商品編號64，Sparkfun.com商品編號12002）
- 跳線（Makershed.com商品編號MKSEEED3，Adafruit.com商品編號758，Sparkfun.com商品編號08431）
- 按鈕開關（適用於麵包板的基本樣式：Adafruit.com商品編號00097，Sparkfun.com商品編號00097）
- 10 kΩ電阻（綜合電阻包：Makershed.com商品編號MKEE4，Sparkfun.com商品編號10969）

以下是把連接方式與測試步驟：

1. 依照圖4-1將按鈕開關裝到麵包板上，如果你發現不容易裝到麵包板上，可能是方向不正確，試著把它旋轉90度看看。

2. 使用跳線把數位腳位2與開關上端的任一針腳相連。

3. 將開關下端的任一針腳與5V連接。

4. 使用10 kΩ電阻（色碼為棕、黑、橙、金或銀），將開關上端的針腳與接地端相連。你的電路看起來應該要跟圖4-2或圖4-3相似。

5. 在Arduino IDE上開啟一個新的腳本程式碼，並且輸入範例4-1中的程式碼。

6. 將腳本程式碼上傳至Galileo中。

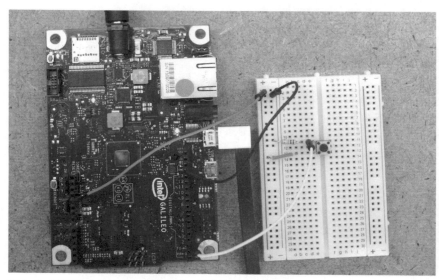

圖4-2 將開關接上10 kΩ下拉電阻，並連接到數位腳位2。

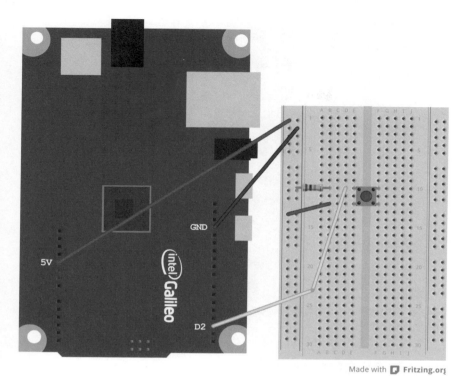

Made with [F] Fritzing.org

圖4-3 將開關接上10 kΩ下拉電阻,並連接到數位腳位2。

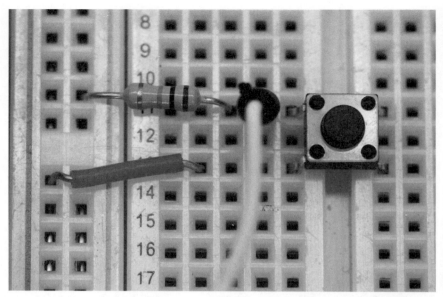

圖4-4 數位電路中的下拉電阻可以確保在沒有接上輸入腳位時，可以有一條線路把5V腳位接地。

範例4-1 基礎數位輸入腳本程式碼

```
int switchInputPin = 2;

void setup() {
        pinMode(switchInputPin, INPUT); //❶
        Serial.begin(9600);
}

void loop() {
        int switchState = digitalRead(switchInputPin); //❷
        if (switchState == HIGH) { //❸
                Serial.println("The switch is on!"); //❹
        }
        else { //❺
                Serial.println("The switch is off!"); //❻
```

```
    }
    delay (500); //❼
}
```

❶ 設定變數 switchInputPin（腳位 2）為輸入。
❷ 讀取 switchInputPin 的狀態，並儲存進變數 switchState 中。
❸ 如果變數 switchState 的狀態是 high 或有連接到 5V……
❹ ……透過序列輸出「 The switch is on! 」。
❺ 如果變數 switchState 的狀態是 low 或是連接到接地端……
❻ ……透過序列輸出「 The switch is off! 」。
❼ 暫停半秒鐘來讓腳本程式碼的輸出慢下來。

當你上傳程式碼到 Galileo 中並開啟序列埠監視器，你應該會看到「 The switch is off! 」不停重複地顯示在視窗中，當你按下按鈕開關後它應該會改變。

digitalRead()

範例 4-1 的重點其實就是 digitalRead() 的使用，它可以檢測參數中指定腳位的數值。在這個例子中，你指定了變數 switchInputPin，也就是腳位 2。在檢測腳位 2 是連接到 5V 還是接地端之後，digitalRead() 會回傳 HIGH 或是 LOW，並將此數值儲存到一個稱為 switchState 的新變數中。

你可能會好奇：HIGH 跟 LOW 又不是數字，為什麼我們會把它們儲存為 int 型態呢？這是因為 Galileo 的 HIGH 與 LOW 狀態會以數字 1 與 0 紀錄，所以在程式碼當中出現的 HIGH 與 LOW 也可以視同為 1 與 0，這點可讓程式碼更容易閱讀與理解。
為了證明 HIGH 跟 LOW 可以被代換成 1 跟 0，試著使用 Serial. println() 來輸出 HIGH+HIGH 之後的結果，並顯示在序列埠監視器上。

你也可以在設定函式中使用 pinMode() 將腳位 2 設定為輸入。如果你想要在該腳位上使用 digitalRead()，這個動作是必要的。

`digitalRead()` 的語法為：

`digitalRead(pin);`

`digitalRead` 的參數為：
- `pin`：你想要讀取的輸入腳位

`digitalRead()` 將會回傳 HIGH 或是 LOW。

程式碼與語法

在範例 4-1 中也有一些關於程式編寫的新概念。

區域變數

在第三章的範例程式碼中，變數都是在設定函式與迴圈函式外定義的。這些變數被稱為「全域變數」，因為它們不管是在設定函式或是迴圈函式中都可以被存取。而當你學到編寫自己的函式之後，你也可以在這個函式中存取這些變數。

然而，在範例 4-1 中，你在迴圈函式中宣告了一個新變數。

`int switchState = digitalRead(switchInputPin);`

在程式碼中的一個區塊宣告一個新變數，最重要的是這個新變數只有在這個區塊中才能用到，這被稱為「區域變數」。當 Galileo 完成那個程式區塊之後，將會從記憶體中釋放這個變數，清出記憶體讓其他程式使用。這個變數可以被存取的程式區塊被稱為「作用域」。

因此，當迴圈函式完成一個週期，會摧毀舊的變數 switchState。而新的 switchState 變數將會在迴圈函式下一次執行時重新被建立。

if...else 敘述

在 49 頁中你曾學過的假設敘述，而在範例 4-1 中的 else 敘述是用於一個程式區塊中，在這個區塊裡當 if 條件判斷為假的時候便會執行 else。

以下是一個基本的語法：

```
if (條件判斷) {
        當 if 判斷為真的時候執行這段程式
}
else {
        當 if 判斷為假的時候執行這段程式
}
```

在範例4-1中，if會判斷輸入腳位的狀態是否為HIGH，如果是，它會馬上執行if後面的程式區塊來顯示出文字「The switch is on!」。然而，如果腳位的狀態是LOW，這個if判斷會呈現為假，而Galileo會轉為執行else後面的程式區塊，然後顯示出「The switch is off!」。

你永遠不會在沒有if判斷式的情況下看到else程式區塊。不過就像你在範例3-2中看到的，你可以在沒有else敘述的情況下使用if判斷式。

類比輸入

正如我們在第三章中討論到的一樣，數位腳位（無論是輸出還是輸入）只代表不是開就是關的訊息。不過有許多種類的輸入是會有一定範圍的數值，像是刻度盤、滑桿、溫度感測器、光線感測器等，都是可以在Galileo上使用的類比輸入範例。只要使用analogRead()函式，你可以讓Galileo得到這些輸入的數據並對它們做出反應。

在Galileo上有著六個獨立的類比輸入腳位，分別標註著0到5（圖4-5）。它們可以接收從0V到5V之間的電壓範圍。由於Galileo與所有的電腦都是在數位環境下工作，所以這些輸入的類比訊號必須被轉換為數位訊號。因此，這些輸入腳位會與類比數位轉換器（又稱ADC）相接，這是一個可以讓Galileo讀取各個腳位輸入電壓的晶片。

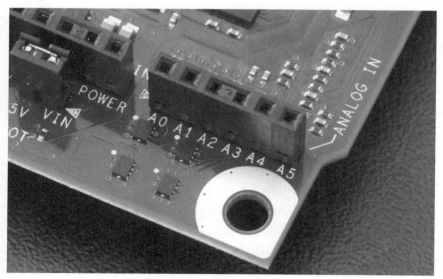

圖4-5 標註著數字0到5的六個類比輸入腳位。

多虧了Galileo與Arduino軟體，你不需要理解類比數位轉換器是如何在你的專題中讀取類比感應器得到的數值的。

可變電阻

當第一次實作類比輸入的時候，我們建議你可以嘗試可變電阻。有時會稱為電位計，這個零件分別連接到電源供應端與接地端，可以提供可變化的電壓給類比輸入腳位。它們可以是旋轉式或線性的種類，與你在調音盤上可以看到的音量控制桿一樣。

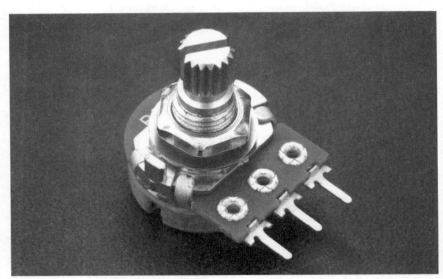

圖4-6　這是一個標準的旋轉式可變電阻。

讓我們開始將可變電阻接到Galileo上，並測試控制板上的類比數位轉換器。以下是你所需要的東西：

- 麵包板（Makershed.com商品編號MKEL3，Adafruit.com商品編號64，Sparkfun.com商品編號12002）
- 跳線（Makershed.com商品編號MKSEEED3，Adafruit.com商品編號758，Sparkfun.com商品編號08431）
- 10 kΩ可變電阻（Adafruit.com商品編號562，Sparkfun.com商品編號09288）

以下是你將可變電阻連接到Galileo上的步驟：

1. 將Galileo上的接地腳位接到麵包板上的負極插排。
2. 將Galileo上的5V腳位接到麵包板上的正極插排。
3. 將10kΩ可變電阻插到麵包板上。
4. 可變電阻有三個針腳。將兩側的其中一根針腳接到正極插排。
5. 將另一側的針腳接到麵包板上的負極插排。
6. 將可變電阻上中間的針腳接到Galileo的類比腳位0，完成後的電路看起來應該要跟圖4-7或圖4-8差不多。
7. 在Arduino IDE中輸入範例4-2的程式碼，並上傳到Galileo中。
8. 在你上傳程式碼後並開啟序列埠監視器，在你轉動可變電阻上的旋鈕時觀察視窗上的文字。你應該會看到像是下面的結果：

```
Potentiometer is at 0%.
Potentiometer is at 5%.
Potentiometer is at 9%.
Potentiometer is at 14%.
Potentiometer is at 22%.
Potentiometer is at 30%.
Potentiometer is at 39%.
Potentiometer is at 50%.
Potentiometer is at 62%.
Potentiometer is at 74%.
Potentiometer is at 89%.
Potentiometer is at 100%.
```

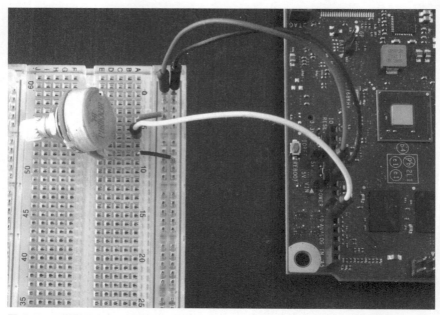

圖 4-7 可變電阻上有三根針腳，中間的針腳要接到類比腳位 0，兩側的針腳其中一根要接到 5V、一根要接到接地端。

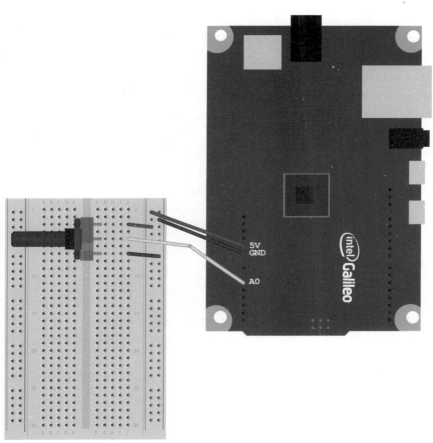

圖4-8　Galileo 連接可變電阻的示意圖。

範例 4-2 基礎類比輸出腳本程式碼

```
const int potentiometerPin = 0; //❶

void setup() {
  Serial.begin(9600);
}

void loop() {
  int sensorReading = analogRead(potentiometerPin); //❷
  int displayValue = map(sensorReading, 0, 1023, 0, 100); //❸
  Serial.print("Potentiometer is at ");
  Serial.print(displayValue);
  Serial.println("%.");
  delay(500);
}
```

❶ 建立一個常數，稱為potentiometerPin，並指定數值為０。

❷ 建立一個新變數，稱為sensorReading，然後將potentiometerPin讀取到的類比訊號儲存在此。

❸ 將類比輸入訊號（０到1023）映成化為百分比，接著存進一個名為displayValue的新變數中。

analogRead()

當你在第75頁瀏覽到「digitalRead()」時，這個函式會回傳數值，不是HIGH就是LOW。而就像是digitalRead()，analogRead()也會回傳數值。只是他回傳的數值介於０到1023之間。這個數值代表流過類比輸入腳位的電壓，介於０Ｖ到５Ｖ之間。

這個回傳的數值可以被存在變數中以便之後程式碼的需要或是可以成為一個即時觀察值，就像是if判斷式中的樣子：

```
if (analogRead(0) > 1000) {
        Serial.println("Ludicrous Speed GO!")
}
```

在範例4-2中，從analogRead()中得到的數值會儲存到變數sensorReading中。

analogRead()的標準語法為：

analogRead(Pin);

其參數為：

• pin：要讀取資料的類比腳位（從0至5）。

analogRead()會回傳介於0到1023（代表0V到5V）的數字。

如果你改變IOREF跳線，把你的使用電壓改為3.3V，你就不會給類比輸入腳位大於3.3V的電壓。要注意到就算這樣，analogRead()依然會把映成定義為0到1023來代表0V到5V。

程式碼與語法

就像前面的範例，範例4-2也產生了一些新的程式編寫概念來協助你進步。

常數

要在記憶體中儲存一個腳位編號，你以往會使用變數。但是，在範例4-2中我們嘗試了一點不一樣的東西：

```
const int potentiometerPin = 0;
```

這個語法建立了一個記憶體中的參照值，稱作potentiometerPin並將0存到其中，就像一般變數一樣。不過跟變數不一樣的是，它是個常數。在你初始化並指派數值給它以後，就不能夠再次變動它的數值。如果你嘗試要這樣做，在你編譯腳本程式碼的時候將會收到錯誤訊息。

當你想要把一個資料存在記憶體中，而且你不希望它會產生改變時，這個方法是非常好用的。因此當你的編譯器沒有編譯成功並回報錯誤的時候，你將會知道你在程式碼中可能有什麼地方做錯了。

map()

由於函式analogRead()回傳的數值介於0到1023之間，你有時候將會想

要把它們重新映成為其他範圍（圖4-9）。在範例4-2的例子中，你使用函式 map() 來將這個數值重新映成為百分比：

```
int displayValue = map(sensorReading, 0, 1023, 0, 100);
```

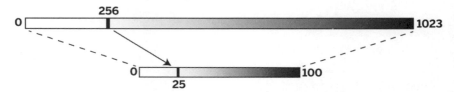

圖4-9　map函式代表將一個範圍的數值重新映成化為一個新的範圍。在前面的範例中，如果輸入的映成為0到1023，輸出的範圍會成為0到100。所以如果輸入256，他會輸出25。

在不用參考任何資訊的情況下，你應該就可以了解各個參數代表甚麼。如果不能的話：

map() 的語法為：

```
map(input, inFrom, inTo, outFrom, outTo);
```

map() 的參數為：

* input：輸入你要重新映成的數值
* inFrom：輸入映成的起始數字
* inTo：輸入映成的結束數字
* outFrom：輸出映成的起始數字
* outTo：輸出映成的結束數字

map() 會回傳一個介於 outFrom 到 outTo 之間的一個數值。

要自己嘗試使用 map() 的話，試著修改範例4-2，讓它可以輸出由類比腳位所輸入的正確電壓值。你同時也可以試著將類比輸入的數值重新映成到類比輸出腳位上。

各式各樣的電阻

因為各式各樣的關係，不是所有個類比感測器都像是可變電阻一樣運作，它們會基於其他的因素來改變輸入的電壓（就像是刻度盤上的刻度）。

許多感測器都是由電阻變化而來的，藉由一些因素來改變影響電流的電阻值。比方說，像是圖4-10中的光敏電阻會根據接受到的光線大小改變其在電路中的電阻值。光線愈強電阻值就愈低、光線愈弱電阻值愈高。壓感電阻則是在受到按壓時會降低電阻，你將會在86頁的〈壓感電阻〉中學到更多相關資訊。

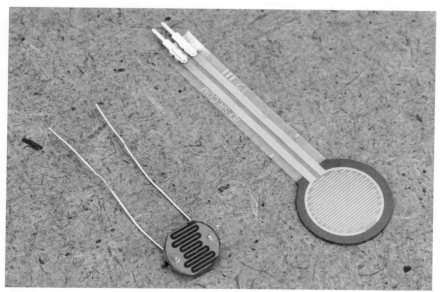

圖4-10 光敏電阻跟壓感電阻在電路中就如同會變化的電阻值，可以用於類比輸入。

為了要在Galileo上讀取這些感測器述值，你還需要設計分壓電路。

分壓電路

當你使用感測器來提供變化的電阻值時，分壓的目的就是要將這些可變的電阻值轉換成不同的電壓值，也就是你可以在類比輸入腳位上量測到的變化電壓值。首先，讓我們來看看分壓電路。

在圖4-11中，你將會看到兩個電阻串聯在同一個迴路中，而它們中間有一條導線連接到Galileo的類比輸入腳位0。當兩個電阻皆為10 kΩ時，會有2.5V的電壓流經類比腳位0。

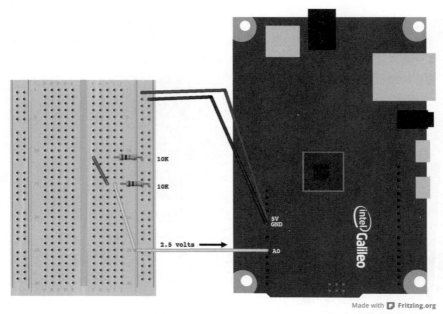

圖 4-11 在電源端與接地端之間串聯兩個電阻值一樣的電阻,在這兩個電阻間的電壓將會是總電壓的一半。

不用在數學領域上愈陷愈深,如果你把連接在5V端的10kΩ電阻拿掉並換上更大的電阻,流到類比腳位的電壓將會降低。如果你將其換成較小的電阻,流到類比腳位的電壓將會增加。我們可以將這些感測器的定律應用於類比輸入腳位上,來讀取到像是可變電阻的可提供的數值,而你也可以將這些電阻簡單地更換成感測器。

要試試這個電路,你將會連接另一種電阻,稱為「壓感電阻」,亦稱為FSR。

壓感電阻

壓感電阻是一種可以感測其面板上所受到的壓力,進而改變其電阻值。當面板上沒有加壓時,這個電路是斷路。當你開始對面板加壓時,其電阻會逐漸下降。

實際上的電阻數字取決於你使用的FSR規格,但是基本上你會看到無壓力狀況下為100 kΩ,在最大壓力時則是1Ω。如果你有三用電表,你可以量測電阻

值的變化，或者你可以參閱元件的規格表來知道這個感測器的資訊。

如果你要使用FSR來替換圖4-11中連接在5V電源端的電阻，你將會想要讓其他電阻的電阻值可以在最大電阻值與最小電阻值之間，好讓你的感測器可以發揮最大效益。如果你是使用標準的FSR，試試看用一個10 kΩ的電阻。以下是你在這個實作中會需要的東西：

- 麵包板（Makershed.com料號MKEL3，Adafruit.com料號64，Sparkfun.com料號12002）
- 跳線（Makershed.com料號MKSEEED3，Adafruit.com料號758，Sparkfun.com料號08431）
- 壓感電阻（Adafruit.com料號166，Sparkfun.com料號09375）
- 10 kΩ電阻（綜合電阻包：Makershed.com料號MKEE4，Sparkfun.com料號10969）

將FSR接上Galileo的步驟：

1. 將FSR插到麵包板上，將所有的針腳插在不同的行中。
2. 將FSR的其中一側的針腳連接到Galileo的類比輸入腳位0。
3. 將同一側的針腳透過一個10 kΩ的電阻連接到接地端。此電阻色碼依序為棕、黑、橙、金或銀。
4. 將FSR上的另一側針腳連接到Galileo上的5V電源端。你的電路應該會看起來像圖4-12或圖4-13。
5. 上傳範例4-3到開發板中。
6. 開啟序列埠監視器。

你可以在按壓FSR的面板時看看序列埠監視器。

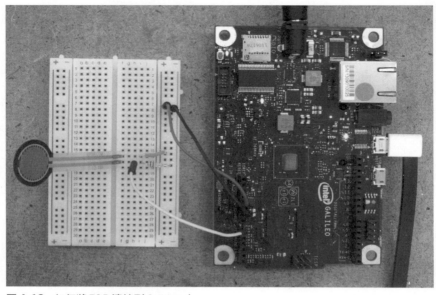

圖 4-12 如何將 FSR 連接到 Galileo 上。

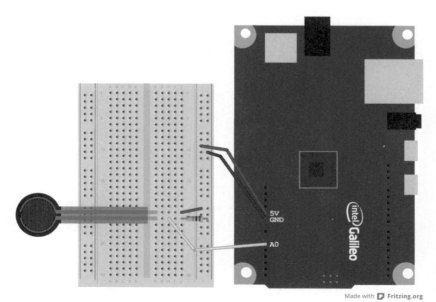

Made with **[F] Fritzing.org**

圖 4-13 如何將 FSR 連接到 Galileo 上。

範例 4-3 讀取壓感電阻

```
#define FSR_PIN 0 //❶

void setup() {
  Serial.begin(9600);
}

void loop() {
  int sensorReading = analogRead(FSR_PIN); //❷
  if (sensorReading < 10) { //❸
      Serial.println("I don't feel much at all!");
  }
  else if (sensorReading < 600) { //❹
      Serial.println("Thanks for the squeeze!");
  }
  else { //❺
      Serial.println("Ouch!");
  }
  delay(1000);
}
```

❶ 告訴編譯器在編譯腳本程式碼時將所有的 FSR_PIN 替換為 0。

❷ 將從 FSR_PIN（腳位 0）讀取到的類比結果，以數字的方式存到變數 sensorReading 中。

❸ 如果變數 sensorReading 小於 10，透過序列顯示出「 I don't feel much at all! 」。

❹ 否則，如果 sensorReading 小於 600，透過序列顯示出「 Thanks for the squeeze! 」。

❺ 再不然，透過序列顯示出「 Ouch! 」。基於前面的假設判斷，這個只會在 sensorReading 的數值大於等於 600 的時候執行。

程式碼與語法

除了在範例4-3中為了測試FSR使用analogRead()，這裡還有一些新的程式編寫觀念：#define與else if。

#define

#define被定義為預處理的指示。他會告訴編譯器在編譯之前先做一個「尋找並取代」的工作。在範例4-3的例子中，所有的FSR_PIN在程式碼編譯好的時候將會被替換成0。

像是#define這樣的預處理指示在結尾處不會有分號。

#define後面的名稱不一定需要全部都是大寫，但是大部分的程式編寫者都會習慣把它轉成大寫。

你可以使用#define來練習改進範例4-3的程式碼。從沒有感應到壓力到感到壓力的門檻是10，而感到「Ouch」的門檻是600。試著把這些門檻用#define預先定義在程式之前，可以讓你在根據感應器調整數值的時候更加簡單。

else if

透過else if，你可以使用除了if以外的判斷式來進行檢定。其語法為：

```
if（判斷式A）{
        當判斷式A是真的時候執行這個程式碼
}
else if（判斷式B）{
        當判斷式A是假、判斷式B是真的時候執行這段程式碼
}
else {
        當判斷式A與B都是假的時候執行這段程式碼
}
```

你可以把許多else if連在一起，然後選擇性地加一個else在最後一個敘述的後面，這個else程式區塊會在前面所有的判斷式都不成立的情況下執行。

更進一步

現在你已經探索過如何使用Galileo的輸出端與輸入端，你可以藉此創造一個有互動性的裝置。以下是一些你可以利用這個章節學過的東西進行的點子：

- 建立一個測驗反應時間的裝置。當使用者看到LED亮起時按下壓感電阻，成績可以用序列埠監視器輸出，或是使用一個加裝的LED陣列輸出。
- 參考Adafruit上的教學文章，了解使用TMP36溫度感測器來偵測溫度（http://bit.ly/1ghLQD6）。
- 建立一個使用LED與按鈕構成的裝置，可以進行像是Simon（http://bit.ly/1eouNLu）這樣的圖形記憶遊戲。

如果你想要學會並探索多一點本章教過的東西，這裡有一些額外的資源：

- 我的朋友馬克‧德‧文克（Marc de Vinck）製作了一個很棒的影片，是關於使用Arduino的數位輸入（http://bit.ly/qi3cqQr）。同樣的道理也可以應用在Galileo與其他開發板上。
- 還有許多各式各樣的感測器是你可以使用的。你可以在Adafruit、Sparkfun和Makershed網站上找找看。
- 你可以使用這個線上的計算機來協助你進行分壓電路實作（http://bit.ly/1ISjQtu）。

第五章
深入程式

```
int ledPin = 9;     // LED connected to digital pin 9

void setup()  {
  // nothing happens in setup
}
void loop() {
  // fade in from min to max in increments of 5 points:
  for(int fadeValue = 0 ; fadeValue <= 255; fadeValue +=5) {
    // sets the value (range from 0 to 255):
    analogWrite(ledPin, fadeValue);
    // wait for 30 milliseconds to see the dimming effect
    delay(30);
  }

  // fade out from max to min in increments of 5 points:
  for(int fadeValue = 255 ; fadeValue >= 0; fadeValue -=5) {
    // sets the value (range from 0 to 255):
    analogWrite(ledPin, fadeValue);
    // wait for 30 milliseconds to see the dimming effect
    delay(30);
  }
}
```

Intel® Galileo on /dev/cu.usbmodemfa131

    你已經學會如何使用 Galileo 的輸入端與輸出端,同時也看過不同的基礎程式設計教學。本章目標在於補齊一些缺失的地方,好讓你在開發專題時能有工具在手。

資料型態

當需要建立變數時，代表你需要用它來儲存整數，或是範例4-1中數位針腳的HIGH、LOW狀態。而截至目前為止你用過的「資料型態（data type）」就是整數（integer）。但還有許多你可以儲存在Galileo記憶體中的其他型態資料。

整數（int）

既然你已經熟悉了整數的基礎概念，在此則提供你更深入的介紹。因為整數在Galileo中是以32位元二進制的方式來儲存，其中一個位元則用來代表正負號（正值或負值），因此你可儲存的正數最大可到2,147,483,647。如果在這個數字前面加上1的話，它則會變成最大負數值-2,147,483,648。

如果2,147,483,647對你來說還是不夠的話，你還可以使用「無號整數（unsigned integer）」，這樣會去掉用來決定正負值的那個位元。一個無號整數的範圍是從0到4,294,967,295。如果你對最大值再加1的話，它會跳到0。要初始化一個無號整數就像一般整數一樣簡單：

```
unsigned int bigNumber = 4294967295;
```

不同型號的Arduino開發板會有不同的整數範圍。例如，Arduino Uno的整數範圍是在-32,768與32,767之間。當你要把程式碼上傳到其他開發板上或轉譯到你的開發板上時，別忘了這件事。

另一個關於整數的重要事情就是，如果你要進行除法這類的數學運算，並期望獲得小數點後方的結果時，產生的結果還是只有整數，所有在小數點後方的數字都會被切掉。沒錯，如果你將兩個整數相除並且期待得到2.75的結果時，你實際上得到的結果只有2！你可以試試看在程式碼中將11除以4：

```
Serial.println(11/4);
// 整數相除結果：2
```

浮點數（float）

如果你需要處理小數的話，用「浮點數（float）」這個資料型態就對了。它的全名是「浮點數（floating point number）」。與整數（ints）一樣，你可將浮點變數儲存在記憶體中。就像這樣：

```
float cost = 29.95;
```

使用浮點數就像你要進行小數的數學運算時一樣，你只要加上小數點即可，如此一來，便不會出現失去小數部分的整數了：

```
Serial.println(11.0/4);
```

上面這一行程式碼會在序列埠監視器中顯示出2.75。

長數（long）

在瀏覽官方範例或其它專題的 Arduino 程式碼時，你可能會碰到「長數（long）」這個資料型態。它對於像 Arduino Uno 這塊開發板來說特別有用，因為整數使用的位元數較少（相較於 Galileo 的 32 位元，它只有 16 位元）因此無法處理太大的數字。而長數是一種儲存範圍比整數更大且使用較少記憶體的資料型態。然而在 Galileo 上，整數與長數（還有另一個和它們相似的無號數）都使用一樣多的位元數，因此它們的範圍也是一樣的。

雖然整數已足以應付大部分的狀況，但還是很值得我們注意一下，因為有某些 Arduino 函式會回傳這種資料型態。例如，第 97 頁的〈millis()〉。另外當你編寫要執行於 Arduino Uno、Leonardo 或其他相容開發板上的腳本程式碼時，也要注意長數這個資料型態。因為在這些板子上，整數的最大值為32,767。

布林變數（boolean）

「布林變數（boolean）」是用來儲存真（true）或假（false）的值。這種資料型態常用來儲存「旗標（flag）」，以用來顯示你的腳本程式碼的狀態或模式。接著，你可在迴圈與 if 敘述中來判斷這些變數。例如：

```
#define START_BUTTON 3

boolean gameStarted = false; //❶

void setup() {
        pinMode(START_BUTTON, INPUT);
}
```

```
void loop() {
        if (digitalRead(START_BUTTON)) {
                gameStarted = true; //❷
        }
        if (gameStarted) { //❸
                // game play code here
        }
}
```

❶ 建立一個名為 gameStarted 的新布林變數，並存入一個假值。

❷ 如果開始按鈕被按下了，將 gameStarted 設為 true。

❸ 如果 gameStarted 為 true，執行區塊中的程式碼。

使用這樣的旗標有助於將你的腳本程式碼結構化，這樣就能同時檢查數個條件，然後根據不同的條件在你的程式中執行對應動作。

字元（char）

「字元（char）」是一個用來表示 ASCII 字元的位元組資料型態。ASCII 是早期電腦來用來將位元組與字元進行轉換的一種系統。一般來說，當讀取由序列埠傳送給 Galileo 的字元時，你就需要使用到字元資料型態（請參閱第 101 頁的〈更多序列埠的資訊〉）。以下是如何產生與指定字元變數：

```
char letter = 'm';
```

當你在程式中使用字元時（例如，當你將它指派給某個變數或將變數與某個數值相比時），它都需要放在兩個單引號之間：

```
char letter = 'm';

if (letter == 'm') {
        // 這段程式碼會被執行
}
```

字串物件（String Object）

如果你需要處理除了單一字元的文字時，則需要熟悉一下「字串物件（String object）」。它和前面介紹的資料型態有一點不一樣，因為技術上來說它並不算是變數，而是物件，與第三章中的伺服機物件很像。由於它是一個物件，這代表了字串可以做出某些變數無法做到的功能。

 你可能已經發現了，字串物件都用大寫的S。這是一種用來將它與字元陣列區分出來的做法，因為我們將字元陣列視為字串（string，使用小寫的s）。由於字元陣列使用的記憶體較小，它們與字串物件相比之下也比較難以使用。

在此是新建一個字串物件的方法：

```
String gatekeeperString = "There is no Dana，only Zuul!";
```

另外還有許多建立以及使用字串物件的方法。可參考 Arduino 網站（http://arduino.cc/en/Reference/StringObject）以獲得更多資訊。

millis()

在 Arduino 腳本程式碼中注意時間是很有用的。在範例 3-1 中，你已經用過 delay() 函式了，它會在指定的毫秒數之後停止執行腳本程式碼。但如果你希望在設定某些東西出現在不同時間點時要怎麼辦呢？這時 millis() 就派上用場了。

millis() 函式會回傳自腳本程式碼啟動之後所使用的毫秒數。你可以將這個時間與你希望執行某件事情的時間相比。如果現在時間超過了你所預期要執行的時間的話，就可執行程式碼並設定下一次預期要執行的時間。

要深入研究這個概念的話，請看看 BlinkWithoutDelay 這個 Arduino 範例。請在 IDE 中點選「檔案→」「範例→」「02.Digital」→「 Blink-WithoutDelay 」。

其他迴圈

你在第三章中首次碰到「迴圈函式（ loop ）」，它會反覆執行某個區塊內的程式直到你重置開發板或拔掉開發板的電源為止。但如果你希望在主迴圈函式中讓某些東西持續執行的話要怎麼辦呢？或者當你要在設定函式中處理一堆腳位時，又該怎麼辦呢？為了解決此問題，有幾種不同類型的迴圈可供選擇。

while 迴圈

「while 迴圈」只要條件為真，就會不斷執行某段程式碼。語法為：

```
while (條件) {
        只要條件為真，這裡的程式碼就會不斷執行
}
```

當程式執行到該處且條件不為真時，Galileo 則完全不會執行這段程式。

do...while 迴圈

換句話說，「do...while 迴圈」會先執行某段程式碼「然後」才檢查條件。如果該條件為真，便會再次執行這段程式碼。則會持續執行到該條件被判斷為假為止。

```
do {
        執行這一段程式碼一次之後，接著只要條件為真就會持續執行
        } while (條件)
```

這代表了 do...while 區塊中的程式碼至少會被執行一次。

for 迴圈

「for 迴圈」是讓一段程式碼執行指定次數的方法。語法一開始看起來可能會有點複雜，但之後你就會發現你使用它的頻率會比 while 與 do...while 迴圈高得多。只要多加練習，你就能順暢地編寫並理解 for 迴圈了。

我們從基本的 for 迴圈開始：

```
for (int i = 0; i < 10; i++) {
    Serial.println("Hello，Galileo!");
}
```

以上的程式碼會在序列埠監視器中顯示「Hello，Galileo!」10 次。

for 迴圈敘述在括號中有三個用分號隔開的部分。首先是起始值（initialization），就是所有東西開始執行之前會先執行一次的程式碼。第二段就是條件式（condition）。它會進行判斷且如果敘述為真的話，就會執行區塊中的程式碼。待區塊中的程式碼執行完畢之後，則會執行 for 迴圈敘述中的第三段程式碼，我們稱之為更新值（afterthought）。讓我們把語法總結一下：

```
for (起始值;條件式;更新值) {
    如果條件為真則執行這一段程式碼
}
```

讓我們來看看另一個 for 迴圈，以理解工作流程：

```
for (int i = 0; i < 3; i++) {
    Serial.print("Loop iteration number： ");
    Serial.println(i);
}
```

這樣會顯示出：

```
Loop iteration number: 0
Loop iteration number: 1
Loop iteration number: 2
```

在此分段解釋 for 迴圈在運作時究竟發生了什麼事：

- 新建一個名為 i 的變數，設定其起始值為 0。起始值是在 for 敘述的第一段裡定義的。
- 檢查 i 是否小於 3。由於它現在是 0，本次判斷為真。這個條件則是定義在 for 敘述裡的第二段。
- 在序列埠監視器中顯示「Loop iteration number: 0」。
- 對 i 值加 1，所以它現在的值是 1。更新值是定義在 for 敘述裡的第三段。
- 檢查 i 是否小於 3。由於它現在是 1，本次判斷也為真。
- 在序列埠監視器中顯示「Loop iteration number: 1」。
- 對 i 值加 1，所以它現在的值是 2。
- 檢查 i 是否小於 3。由於現在是 2，因此本次判斷為真。
- 在序列埠監視器中顯示「Loop iteration number: 2」。
- 對 i 值加 1，所以它的值現在是 3。
- 檢查 i 是否小於 3。由於現在是 3，本次判斷為假而迴圈結束。

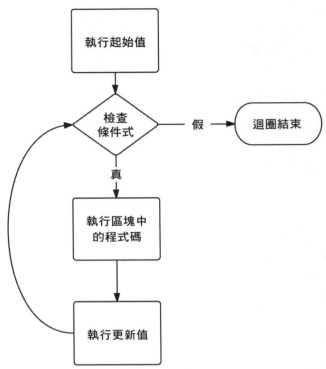

圖 5-1 本流程圖為另一種 for 迴圈工作原理的說明方式。

在以上的 for 迴圈中，你會發現到迴圈重複跑了三次，但是數字只有數到2。如同程式設計上的慣例，因為程式是由0開始數。因此，一個包含十個元素的清單編號則是從0到9。

for 迴圈最常見的用途是讓某一段程式碼重複執行指定的次數。因此你會常常看到像這樣的 for 迴圈：

```
for (int i = 0; i < 10; i++) {
    // 這段迴圈會執行10次
}
```

如同在第76頁的「區域變數」中所說的，在以上範例中的變數 i 只能被迴圈中的程式碼存取。等到 for 迴圈執行完最後一次的更新之後，該變數就會消失。

更多序列埠的資訊

在第二章中，你曾看到 Galileo 是如何藉由序列埠與電腦進行資料的傳遞。不過序列埠還能當作 Galileo 與電腦（或其它裝置）之間的雙向溝通通道。這裡有一些「Serial 函式」可幫助你處理送到開發板上的資料之。

Serial.available()與Serial.read()

在 Galileo 上，有一個用來儲存收到的序列資料位元組的「序列緩衝區（ serial buffer ）」。當你使用腳本程式碼從序列埠讀取一個位元組時，實際上是讀取排在緩衝區中「第一個」的位元組。待該位元組讀取完畢之後，便會自緩衝區中移除，並準備好下一個可讀取的位元組（如果有的話）。

換言之，序列緩衝區遵守了先進先出（ first in, first out，FIFO ）的規則。當你的腳本程式碼讀取資料時，第一個接收進入緩衝區的位元組就會是第一個被傳送出去的位元組。

序列緩衝區中儲存資料的空間有限，所以你得確保腳本程式碼讀取資料的速度至少要和傳送資料的裝置一樣快。

如果送出位元組的裝置送出了一大堆的資料，而你的腳本程式碼呼叫 Serial.read() 不夠快的話，緩衝區就會發生溢位（ overflow ）使你收到預期之外的結果。

其中一個可避免這個問題的方法就是使用「呼叫與回應」這樣的系統。當 Galileo 準備接收資料時，它會對其他裝置送出一個位元組。而其他裝置也會回應某些資料。 如此 Galileo 就可獲得時間來處理資料並做出回應。當它準備接收更多資料時，就會再送另一個位元組。

要試試看讀取序列埠資訊嗎？請上傳範例 5-1 到你的開發板中，並開啟序列埠監視器。

範例5-1 序列埠接收範例

```
#define LED 13

void setup() {
      pinMode(LED，OUTPUT);
      Serial.begin(9600);
}

void loop() {
      if (Serial.available()) { //❶
            char c = Serial.read(); //❷
            if (c == 'h') {
                  digitalWrite(LED，HIGH);
            }
            if (c == 'l') {
                  digitalWrite(LED，LOW);
            }
      }
}
```

❶ 當序列緩衝區有字元時，便執行區塊中的程式碼。

❷ 新建一個名為c的字元變數並從它所在的序列緩衝區讀取下一個位元組。
   這樣會將它從序列緩衝區中移除。

在Arduino IDE中，點擊視窗右上角的放大鏡按鈕來開啟序列埠監視器。在序列埠監視器上方的文字輸入欄位中，輸入小寫的h或l後按下送出（Send）。開發板上與腳位13相連的LED應該會在你送出「h」的時候亮起來，並在你送出「l」的時候熄滅。如果是送出其它字元的話，LED則不會有反應。

Serial.available()函式會回傳序列緩衝區中有幾個位元組。如果裡面沒東西的話，範例5-1中的if判斷式會判斷為假，便不會執行該段程式碼，因為除了0之外的任何數值都會被視為真。

Serial.read()函式會回傳序列緩衝區的下一個位元組，並將它從序列緩衝區中移除。

更進一步

本書到目前為止所介紹的，你應該已經能夠了解 Arduino IDE 中的大多數範例了。然而，還是需要一些練習才能加強這些概念。這裡有幾個想法說不定可以幫你一把：

- 要學習更多關於迴圈與其它控制結構的話，請看 Arduino IDE 中有關這些概念的相關範例。請點選「檔案」→「範例」→「05.Control」。

- 控制範例其中有一個關鍵字與 switch 以及 case 有關，兩者搭配即可讓你一次評估數個不同的條件，有點像把好幾個 if 判斷式串在一起。想試試看的話，請點選 IDE 中的「檔案」→「範例」→「05.Control」→「switchCase」。

- 想深入學習序列埠通訊的話，請到 Arduino IDE 中的「檔案」→「範例」→「04.Communication」下的各個範例中看看。這些範例中有很多都示範了如何讓 Arduino 與你的電腦互動，還有包含 Processing 的程式碼（http://processing.org/），這是一個簡單的程式語言與開發環境。它長得很像 Arduino，因此你要上手也相當簡單。不僅如此，你應該會覺得它的 IDE 相當熟悉，因為 Arduino IDE 就是參考 Processing IDE 發展出來的！

- 試著寫一個可透過序列埠通訊來玩的文字冒險遊戲（http://en.wikipedia.org/wiki/Interactive_fiction）。或者它也能整合一些實體元件。說不定當玩家在你的遊戲中輸入「點亮燈泡」時，還真的能使一盞燈亮起呢。

第六章
連上網路

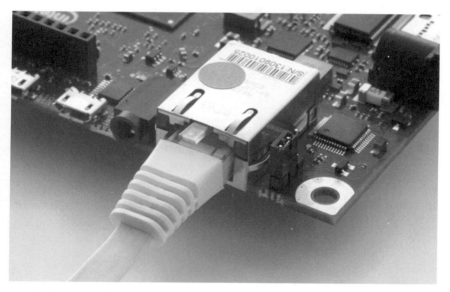

　　網路連線對於時下的硬體開發板來說是一項相當重要的功能，Galileo 不只內建了的網路連線能力，它也可以支援標準的 Arduino 乙太網路與 WiFi 函式庫的腳本程式碼（這代表 Galileo 同樣可執行其他 Arduino 開發板上運行的腳本程式碼）。另外，如果你想要試試看Linux作業系統的話，你甚至可以在腳本程式碼之外透過網路連線做到更多的事情。

在本章中，你會使用 Galileo 來進行：

- 連接遠端伺服器來取得資訊。
- 讓你的 Arduino 程式可以使用某些 Galileo 的 Linux 功能。
- 擔任提供網路瀏覽器資訊的網路伺服器。

連接與測試乙太網路連線

首先，你應盡可能確保讓你的開發板以最簡單的方式來連上網際網路。現在就來試試看：

1. 使用乙太網路線將你的 Galileo 連上網路，你可直接將它接到路由器上可用的連接埠，或者你是直接連到乙太網路的話，請將它插入有效的網路插孔中。

某些大型網路——例如在企業、學校以及飯店中所使用的網路，並不會讓任何裝置隨便接上去就能連上網際網路。例如，當我想要在紐約大學中來使用 Galileo 時，就得先打開我電腦上的網路瀏覽器，並登入我的學校帳號，再註冊 Galileo 的 MAC 位址使其成為我所使用的裝置。如果你需要知道手邊 Galileo 的 MAC 位址，可在板子的背面（在 Mini PCI 傳輸埠附近）或在板子正面的乙太網路連接埠上方找到。

---

2. 將你的 Galileo 接上電源。
3. 使用 Galileo 上的 USB 用戶端連接埠與電腦相連。
4. 在 Arduino IDE 中，請選擇「檔案」→「範例」→「Ethernet」→「WebClient」。
5. 點選上傳。
6. 請開啟序列埠監視器。

如果你的開發板成功連上伺服器的話，你會在序列埠監視器中看到一些字（圖 6-1）。本範例程式會讓你的 Galileo 使用在 Google 上搜尋「Arduino」這個關鍵字。當收到 Google 伺服器的 HTML 回應時，它就會把這些字元傳送到序列埠監視器上。

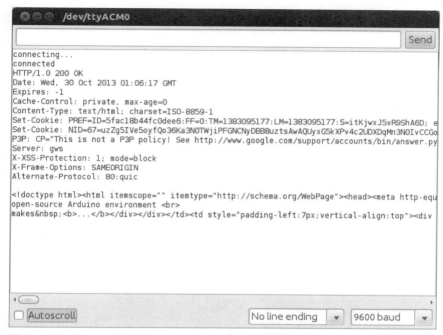

圖6-1 顯示於序列埠監視器中由Google伺服器回傳的原始HTML訊息。可能會有一大堆文字顯示在同一行中。當文字陸續進來時，你可以關閉序列埠監視器的自動捲動（Autoscroll）功能，並拉回到一開始的地方。

連接與測試 WiFi 連線

在Galileo的背面有一個可容納WiFi模組的Mini PCI傳輸埠，這樣一來你的專題就能無線上網了。

要使用WiFi擴充板的話，你得使用MicroSD卡來將Galileo開機，它可放入比Galileo預設更完整的Linux作業系統。這是因為WiFi Mini PCI擴充板所需的驅動程式沒辦法放進Galileo內建的快閃記憶體中。更多關於如何製作裝有Linux作業系統的MicroSD卡，並讓Galileo得以藉由它來開機，請參閱附錄D。

請依照下列步驟來測試你的無線網路連線：

1. 卸除開發板的USB連線與電源，將你的WiFi擴充板插入板子的底部（圖6-2）。

2. 如果你的WiFi擴充板有需要的話，請記得接上天線。

3. 將你的Galileo接上電源。
4. 使用Galileo上的USB用戶端連接埠與電腦相連。
5. 在Arduino IDE中，選擇「檔案」→「範例」→「WiFi」→「WiFiWebClient」。
6. 在程式碼中輸入你的WiFi網路之SSID與密碼：

```
char ssid[] = "yourNetwork";      //你的網路SSID（名稱）
char pass[] = "secretPassword";   //你的網路密碼
```

7. 請點選上傳。
8. 開啟序列埠監視器。

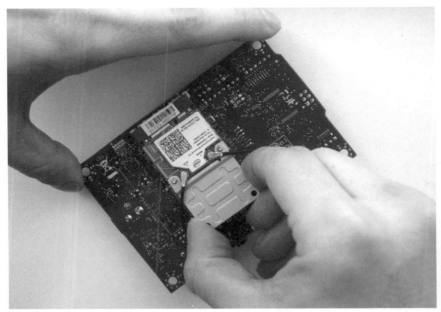

圖6-2 將WiFi Mini PCI傳輸卡接上Galileo。

如果你的開發板成功透過WiFi連上伺服器的話，你會看到序列埠監視器中開始有文字跑出來。前幾行是你的WiFi連線資訊，例如SSID名稱、路由器分配給Galileo的IP位址與訊號強度。接著，你就會看到由Google伺服器所回傳的的原始HTML訊息。如同圖6-1的圖說，你也許會想要關閉自動捲動的功能，這樣一來你就能在文字一進來時就看到它。

使用Linux指令來連接

現在你已經用過Galileo的乙太網路或WiFi函式庫來測試連線了，而我想要為你介紹另一個不同的網路連線方法。

如同在第一章中所提到的，在Galileo上附有一個Linux版本，並且只要一小段程式碼就能執行任何一種Linux指令。你已經在第62頁的〈淺談Linux〉中稍微試過了，但在此你將會進行更深入的測試。

如果你之前曾經使用過Linux或Unix的指令列，你應該會對此感到相當輕鬆，而熟悉指令列的朋友們很快就會發現這樣做有多麼強大。不論熟悉程度的深或淺，你會發現當要做一些Arduino程式無法輕鬆搞定複雜的事情時，這個做法是非常好用的。

1. 確認你的Galileo已藉由乙太網路連上網路，或已安裝WiFi擴充板且運作測試正常。
2. 將你的Galileo接上電源。
3. 使用Galileo上的USB用戶端連接埠與電腦相連。
4. 在Arduino IDE中建立一份新的腳本程式碼，並輸入範例6-1的程式碼。
5. 將程式碼上傳到Galileo中。
6. 開啟序列埠監視器。
7. 在序列埠監視器上方的文字輸入欄位中，輸入任何字元之後按下送出（Send）。

如果一切順利的話，你應該會在序列埠監視器中陸續看到MAKE網站的HTML資訊了。

範例6-1 使用系統呼叫來連接伺服器

```
void setup() {
  Serial.begin(9600);
}

void loop() {
  if (Serial.available()) { //❶
    Serial.read(); //❷
    system("curl http://makezine.com &> /dev/ttyGS0"); //❸
  }
}
```

❶ 當序列緩衝區有字元的話，便會執行以下這一段程式碼。那這個字元是從哪邊來的呢？是你之後將在序列埠監視器中所輸入的。

❷ 從序列緩衝區讀取一個字元，接著將它移除。

❸ 執行Linux的`curl`指令搭配`makezine.com`這個URL，並將輸出回傳給序列埠監視器。

在此也用到了範例6-1的序列通訊埠功能，這樣你就能要Galileo發出單次要求，而非僅僅在腳本程式碼啟動時執行一次而已（這樣很容易在序列埠監視器中漏掉），或是讓它不停反覆執行（這樣的話對伺服器不太好，還有可能讓你的網路暫時塞車，因為這看起來像是個網路攻擊）。

system()

`system()`是一個Galileo特有的函式。它會告訴你的Arduino程式去執行Linux shell中的一個指令列動作。要認識它是如何運作的話，請看看範例6-1中的方法：

```
system("curl http://makezine.com &> /dev/ttyGS0");
```

`system()`函式可接受一個字串參數，而它就是你在指令列中所輸入的指令。在此範例中，我們使用`curl`這個指令來獲取「http://makezine.com/」這個URL。這樣一來，我們就能看看該指令是否正常運作，而該次要求的輸出應該會直接回傳到序列埠監視器上。「`&>`」代表標準的輸出（一般的文字輸出），而錯誤（大部分的錯誤訊息）應會被傳回`/dev/ttyGS0`，也就是Galileo在Arduino IDE的序列埠監視器上顯示資訊的裝置。

使用system()來取得Galileo的IP位址

有時你可能需要知道關於你的Galileo是如何連上網際網路的相關資訊。另一個更常見的狀況，則是我想要知道某個裝置的IP位址，這樣一來如果我將開發板當作伺服器的話，我便能容易連上它。

`ifconfig`指令可讓你檢視網路連線的資訊。如果你是使用Linux或OS X這兩個作業系統的話，可以試著在電腦的指令列輸入這個指令。而在Windows中，使用`ipconfig`指令也可做到類似的功能。

以下是透過Arduino程式在Galileo上執行ifconfig，並在序列埠監視器中檢視結果的方法：

1. 確認你的Galileo已連上乙太網路連線，或已安裝WiFi擴充板且運作測試正常。
2. 將你的Galileo接上電源。
3. 使用Galileo上的USB用戶端連接埠與電腦相連。
4. 在Arduino IDE中建立一份新的腳本程式碼，並輸入範例6-2的程式碼。
5. 將程式碼上傳到Galileo中。
6. 開啟序列埠監視器。

範例6-2 使用系統呼叫來檢視ifconfig的輸出

```
void setup() {
  Serial.begin(9600);
}

void loop() {
  system("ifconfig &> /dev/ttyGS0"); // ❶
  delay(3000);
}
```

❶ 執行ifconfig指令並將結果顯示於序列埠監視器中。

如果你在序列埠監視器中看到類似以下的文字時，就代表網路運作正常（如果你是使用WiFi連線的話，在清單中也會看到wlan0無線網路卡）。

```
eth0   Link encap:Ethernet HWaddr 00:13:20:FD:F6:5D
       inet addr:10.0.1.119 Bcast:0.0.0.0 Mask:255.255.255.0
       inet6 addr: fe80::213:20ff:fefd:f65d/64 Scope:Link
       UP BROADCAST RUNNING MULTICAST MTU:1500 Metric:1
       RX packets:2625 errors:0 dropped:0 overruns:0 frame:0
       TX packets:877 errors:0 dropped:0 overruns:0 carrier:0
       collisions:0 txqueuelen:1000
       RX bytes:632810 (617.9 KiB) TX bytes:143590 (140.2 KiB)
       Interrupt:41 Base address:0x4000
```

```
lo      Link encap:Local Loopback
        inet addr:127.0.0.1 Mask:255.0.0.0
        inet6 addr: ::1/128 Scope:Host
        UP LOOPBACK RUNNING MTU:65536 Metric:1
        RX packets:0 errors:0 dropped:0 overruns:0 frame:0
        TX packets:0 errors:0 dropped:0 overruns:0 carrier:0
        collisions:0 txqueuelen:0
        RX bytes:0 (0.0 B) TX bytes:0 (0.0 B)
```

以上的範例中列出兩個網路裝置:一個是eth0,代表路由器的乙太網路連線。另一個則是本地回送(lo,local loopback),這是一個測試用的虛擬網路裝置,並啟動你裝置上的程式,即使沒有乙太網路或WiFi連線也可以使其連上本地網路服務(或稱為系統服務(daemons)),。

我們的重點裝置是eth0(如果你是使用WiFi的話則是wlan0),以這個裝置的資訊來說,IP位址會顯示在inet addr:後面。對我的Galileo來說,IP位址是10.0.1.119。如果我想要從同一個網路中的另一個裝置來連上Galileo的話,我就可以使用這個位址。如果我希望在有網路連線的狀況下隨時存取它,我甚至能用路由器把這個IP分享在網路上(當然要記得採取某些安全防護措施)。在第128頁的〈透過網際網路連接Galileo〉中有更多詳細資訊。

連接伺服器

當你使用網路瀏覽器上網時,所看到的是適合人類閱讀的資訊顯示方式, 最好還要用容易理解的方式來編排內容。然而,當機器要從網路上取得內容時,它們不一定需要所有的版面配置與設計資訊——只要資料就好。

許多有提供服務的網站,像是氣象、社群網站、通訊與檔案儲存這類的網站,也會提供「應用程式介面(application programming interface,API)」,這是用來與某個特定裝置收發資訊的方法。

舉例來說,如果要你的網站或裝置在你Facebook的個人頁面上發布一張照片的話,你就要使用Facebook的Graph API (https://developers.facebook.com/docs/graph-api/)。你也可以使用Graph API下載你的好友清單。這些API對Facebook來說就是「如何讓你的裝置以及網頁服務與我們的裝置進行溝通」。

然而,這些服務使用起來相當複雜(例如,你光是要讓服務進行身分驗證就

要寫一大堆程式了），因此我們會從一個非常簡單的API範例開始著手。

下一期的《 Make 》還有幾天要出刊呢？

　　我建立了一個稱為「下一期的《 Make 》還有幾天要出刊呢？」（ http://
nextmakemagazine.appspot.com/ ）的簡易網站，用來提供一個簡單的目
的：就是告訴你下一期的《 Make 》雜誌還有多少天出刊。由於我是《 Make 》
的特約編輯，因此這些資料庫中的資料是以我所拿到的工作日曆為依據。我
使用Google 應用服務引擎（ Google App Engine ）提供的免費架構來建立
網站，如果你想要看看我的製作方法，我將網站的程式原始碼放在GitHub
（ http://bit.ly/1kJKPXR ）上。

　　當你使用網路瀏覽器造訪http://nextmakemagazine.appspot.com/ 時，
你所看到的資訊都是按照人類所能檢視與理解的格式進行編排的，但伺服器
還是會把所有多餘的格式與程式語言去掉，設定成可直接與簡易微控制器對
話的方式，只留下回傳下一期雜誌出刊之前的小時數就好。你可以到http://
nextmakemagazine.appspot.com/simple去看看是怎麼回事。

　　你的Galileo可透過乙太網路或WiFi連線來連接這個超連結，取得它所收到
的資料並判斷如何顯示它（圖6-3）。首先，請先確認它可以連上伺服器。

1. 請依照第106頁的〈連接與測試乙太網路連線〉或是第107頁的〈連接與
   測試 WiFi 連線〉中的說明，確保你的網際網路已正常連線。
2. 在 Arduino IDE 中建立一份新的腳本程式碼，並輸入範例 6-3 的程式碼。
3. 上傳程式碼接著開打序列埠監視器。

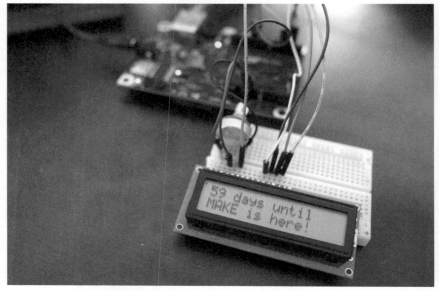

圖 6-3 許多實體裝置可藉由 Galileo 連上網路。

在序列埠監視器中，你應該每五秒鐘會看到一個新的數字。這個數字代表距離下一期《Make》出刊還有多少小時（如果你想要時間更精確一點的話）。

範例 6-3 從網際網路取得簡易資料

```
void setup() {
  Serial.begin(9600);
}

void loop() {
  Serial.println(getHours()); //❶
  delay(5000);
}

int getHours() { //❷
  char output[5]; //❸
  FILE *fp; //❹
```

```
   fp = popen("curl http://nextmakemagazine.appspot.com/simple",
"r"); //❺
  if (fp == NULL) { //❻
    Serial.println("Couldn't run the curl command.");
    return -1;
  }
  else {❼
    fgets(output, sizeof(output), fp);
  }
  if (pclose(fp) != 0) { //❽
    Serial.println("The curl command returned an error.");
    return -1;
  }
  return atoi(output); //❾
}
```

❶ 呼叫getHours()函式並顯示其結果，getHours()會在下面的步驟進行定義。

❷ 新建一個名為getHours的函式，用它來回傳一個整數。

❸ 建立一個名為ouput的字元陣列，用來儲存回應。

❹ 建立一個名為fp的檔案指標（file pointer），這是此程式用來參考由Linux所輸出指令的方法。

❺ 使用curl這個Linux指令來獲取時間，並將資料儲存於fp中。

❻ 如果執行curl時有任何問題的話，會在序列埠監視器中顯示錯誤，並要求getHours()函式回傳-1這個值。

❼ 否則，讀取fp中的資料並將它放到output陣列中。

❽ 如果curl在取得資料時發生問題的話（例如當伺服器無法存取時），會在序列埠監視器中顯示錯誤，並要求getHours()函式回傳-1這個值。

❾ 當函式將陣列內容以整數型態回傳時，則使用內建的atoi（將ASCII字元陣列／字串轉為整數）函式。

定義函式

你在範例 6-3 中可能注意到其迴圈函式只有兩行程式碼而已。delay(5000)則用來確保迴圈可每五秒重複執行一次。那麼 Serial.println(getHours()); 又是什麼用途呢？其中的 getHours() 函式實際上是在迴圈函式下方定義的。

第一列的函式定義代表了這個函式叫做 getHours，並且會回傳一個整數的結果。不論何時，每當這個函式在在設定或迴圈函式中被呼叫時，函式中的程式碼就會被執行。對 getHours 來說，它會向伺服器要求資料，並儲存該筆回應且將回應轉換為代表小時的整數，也就是你在下一期《Make》出刊前要等待的時間。如果都沒有錯誤產生的話，這個函式就會一直回傳整數值。如果有錯誤發生，則會回傳 -1 這個數值。

執行 Linux 指令並取得它的回應不過是在你的腳本程式碼中來取得資料的方式之一。這是 Galileo 上一個非常特殊的功能，它是一種可連結不同技術的好方法。你也可藉由讀寫檔案，讓 Linux 系統與你的 Arduino 程式之間可以互傳資料。這個可參閱第 121 頁的〈其他傳遞資料的方法〉，其中有提到關於如何實作的一些提示。

將 ASCII 字元轉換為整數

在範例 6-3 中還有另一個有趣的東西。這麼說吧，當我們們說伺服器送出一筆值為 45 的回應時，它實際上是送出兩個 ASCII 字元，分別是 4 和 5。當 Arduino 讀取這些字元時，它實際上無法將它們視為 45 這個整數，而是兩個分別代表字元 4 與 5 的位元組。這代表如果你需要對這些數值進行數學運算的話，得先將它們轉換為整數。此時 atoi() 函式就派上用場了，它會去檢視一個字元陣列並將它們的值用整數形式輸出，便可讓你進行數學運算了。

使用 Python 來分析 JSON

「下一期的《Make》還有幾天要出刊呢？」（ http://nextmakemagazine. appspot.com/ ）這個伺服器範例因為只提供一種資料所以作法很簡單。但其他需要提供各種不同資料的服務可能會需要用到一種稱為 JavaScript Object Notation（ JSON ）的格式來建立伺服器。

JSON 已經成為網路上傳送結構化資料的標準格式，如果你想要從一個提供 JSON 的網站來讀取資料的話，你就需要重新分析這些資料。這件事對於 Arduino 來說相當困難，但你可使用其他程式語言來進行這項動作，再將適當的資訊傳回 Arduino 程式中。

另一個將資料結構化的格式稱為XML，就是可延伸標示語言
（ eXtensible Markup Language ）。

你可至http://nextmakemagazine.appspot.com/json先預習JSON資料。

回應可能都會被塞在同一列中，但如果你進行分段與縮排的話，它看起來就會像範例6-4中的一樣。共有三組關鍵數值：離下一期雜誌發行前的小時數、下一期的期數編號以及下一期出刊前的天數。

範例6-4 JSON回應

```
{
    totalHours: 1473,
    volumeNumber: "38",
    daysAway: 61
}
```

範例6-5中的程式碼使用Python程式語言來連接http://nextmakemagazine.appspot.com/json伺服器的JSON回應，還能分析期數與小時。

範例6-5 使用Python來分析JSON資料

```
import json #❶
import urllib2 #❷

httpResponse = urllib2.urlopen('http://nextmakemagazine.appspot.
com/json') #❸
jsonString = httpResponse.read() #❹

jsonData = json.loads(jsonString) #❺

print "Volume", jsonData['volumeNumber'], "will be released in", \
        jsonData['totalHours'], "hours." #❻
```

❶ 匯入Python的JSON函式庫來分析JSON回應。
❷ 匯入Python的urllib2函式庫，使其可從伺服器獲取資料。
❸ 連上伺服器來取得JSON回應資料並將其儲存在httpResponse中。
❹ 將回應內容存在 **jsonString** 中。
❺ 將字串轉為Python資料物件。
❻ 顯示資訊。

有幾種不同的方法可以將Python程式碼放到開發板中，在本段中，你會將電腦與開發板相連，並在vi文字編輯器中輸入程式碼。

如果要使用Python並將你的資料儲存在開發板中的話，你需要使用一片SD卡來替Galileo開機。請參閱附錄D來了解如何製作開機用Micro SD卡的相關資訊。

---

1. 使用Telnet（請參閱第63頁的〈透過Telnet連線〉）或序列通訊埠（請參閱附錄H）連上Galileo的指令列。
2. 切換到root的家目錄：

```
# cd /home/root/
```

3. 啟動vi文字編輯器，並新增一個檔名為json-parse.py的檔案。

```
# vi json-parse.py
```

4. 在螢幕的左側，你會看到一整行的波浪符號（～）。請輸入字母i來切換到輸入（insert）模式，之後你會在畫面的左下角看見一個「｜」圖示。
5. 將範例6-5的程式碼輸入vi中。
6. 點擊ESC鍵將輸入模式切換為指令模式。此時左下角的「｜」會消失，接著你會看到一個「－」號。
7. 輸入:x並按下Enter來儲存檔案後離開vi。
8. 在指令列中輸入本指令來測試腳本：

```
# python json-parse.py
```

如果一切順利的話，你會在指令列中看到以下輸出：

```
Volume 38 will be released in 1473.0 hours.
```

和 Arduino 程式不一樣，Python 對於每一行程式碼的縮排狀況非常要求。只要你沒有在範例 6-5 的每一行程式碼的開頭加入任何空格或縮排，就沒什麼關係。在本章稍後的範例 6-11 中，你則需要小心處理每一列最前面的空格。

如同在範例 6-5 中所看到的，由於 Galileo 上使用了 Python，因此要從某個網站來分析 JSON 回應不是件困難的事。現在你只需要將回應從 Python 回傳到你的 Arduino 程式即可。

要玩玩看的話，首先要修改 json-parse.py 這個檔案：

1. 在 Galileo 的指令列中，請確認你還是在 root 的家目錄中：

      # cd /home/root/

2. 在 vi 中進行檔案編輯：

      # vi json-parse.py

3. 按下字母 i 切換成輸入模式，之後你會在畫面的左下角看見一個「｜」圖示。
4. 依照範例 6-6 中的程式碼格式來編輯檔案。
5. 在 Arduino IDE 中，使用範例 6-7 的程式碼來建立一份新的腳本程式碼。你會發現它和範例 6-3 長得很像。這次不用從指令列中呼叫 curl，因為它運用了 Python 來執行你在範例 6-6 中所編寫的腳本程式碼。
6. 將程式碼上傳到開發板中。

範例 6-6 使用 Python 來分析 JSON 資料

```
import json
import urllib2


httpResponse = urllib2.urlopen('http://nextmakemagazine.appspot.
com/json')
jsonString = httpResponse.read()


jsonData = json.loads(jsonString)
```

```
print jsonData['daysAway'] #❶
```

❶ 在JSON回應中，只顯示下一期《Make》出刊之前的天數。

範例6-7 從Arduino程式碼中呼叫Python

```
void setup() {
  Serial.begin(9600);
}

void loop() {
  Serial.println(getDays());
  delay(5000);
}

int getDays() {
  char output[5];
  FILE *fp;
  fp = popen("python /home/root/json-parse.py", "r"); ❶
  if (fp == NULL) {
    Serial.println("Couldn't run the curl command.");
  return -1;
}
else {
  fgets(output, sizeof(output), fp);
  }
  if (pclose(fp) != 0) {
    Serial.println("The curl command returned an error.");
    return -1;
    }
  return atoi(output);
}
```

❶ 使用Python執行你的腳本，並將它的輸出寫入fp中。

現在，請開啟 Arduino 的序列埠監視器。你應該會看到伺服器回應出在下一期《Make》出刊之前的天數。

其他傳遞資料的方法

有件事情很重要，就是每次當你使用 system() 或 popen() 函式來執行 Python 程式碼，Galileo 要花一點時間來啟動 Python 編譯器並執行程式碼。這代表了直到完成整個作業流程並且 Python 關閉之前，其他的 Arduino 程式並不會執行任何動作。

在本專題中，這樣做還沒什麼關係。但當你的專題愈來愈複雜時，你應該就不會想要在每次獲取資料時，還要等待 Python 重新啟動。

要解決這個問題，你還能讓 Python 程式碼持續於背景運行，讓它得以持續更新某個（或多個）Arduino 程式碼可讀取的檔案。為了讓 Arduino 程式碼可以執行你的 Python 腳本並能執行後續的 Arduino 程式，只要在 system 呼叫指令最後加入一個 & 符號，這樣一來，Python 腳本就能繼續在背景運行，而你的 Arduino 程式也能持續執行。例如：

```
system("python /home/root/json-loop.py &");
```

更多關於使用 Python 來讀寫檔案的資訊，我推薦 Learn Python the Hard Way（http://learnpythonthehardway.org/book/）這個免費線上教學的練習題 15 到 17。

另一個在 Arduino 程式碼中來讀取檔案的範例，範例 6-8 則是用範例 6-3 的 getHours() 函式修改版。我們將它改寫一下，讓伺服器的回應會被送到一個名為 response.txt 的檔案中，接著就能讓 Arduino 程式碼來讀取。

範例 6-8 使用 Arduino 程式來讀寫檔案

```
int getHours() {
  char output[5];
    system("curl http://nextmakemagazine.appspot.com/simple > response.txt");
  FILE *fp;
  fp = fopen("response.txt", "r");
  fgets(output, 5, fp);
  fclose(fp);
```

接續上頁

```
    return atoi(output);
}
```

連接LCD字元顯示器

如果資訊只能在序列埠監視器看到的話有什麼好的？讓我們接上一片LCD顯示器來顯示資訊。

除了已經在使用的零件之外，你還需要：

- 一個標準的16×2LCD字元顯示器（例如：Makershed.com商品編號MKAD30，Adafruit.com商品編號181，Sparkfun.com商品編號00255）。
- 麵包板（Makershed.com商品編號MKEL3，Adafruit.com商品編號64，Sparkfun.com商品編號12002）。
- 跳線（Makershed.com商品編號MKSEEED3，Adafruit.com商品編號758，Sparkfun.com商品編號08431）。
- 10 kΩ可變電阻（Adafruit.com商品編號562，Sparkfun.com商品編號09288）。

接著將LCD接上Galileo：

1. 將Galileo的電源拔除，並將與電腦連接的USB埠連結移除。
2. 將LCD插上麵包板（有必要的話請焊上排插）。
3. 同樣地，將可變電阻插到麵包板上。
4. 使用跳線將可變電阻與LCD接上Galileo的電源與接地腳位，如圖6-5。
5. 使用跳線將LCD的各個資料腳位接上Galileo對應的數位腳位，如圖6-6。你的專題看起來會有點像圖6-4。
6. 將Galileo接上電源。
7. 透過USB將Galileo與你的電腦相連。
8. 上傳範例6-9的程式碼。

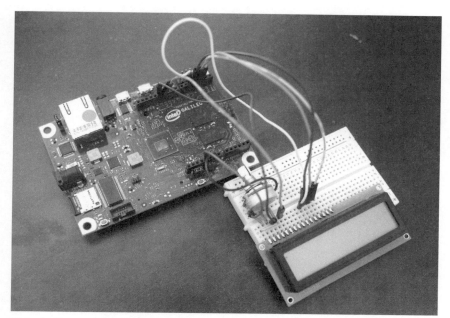

圖6-4 將LCD字元顯示器接上Galileo。

範例6-9 在LCD上顯示結果

```
#include <LiquidCrystal.h> //①

LiquidCrystal lcd(12, 11, 5, 4, 3, 2); //②

void setup() {
  lcd.init(1,12,255,11,5,4,3,2,0,0,0,0); //③
  lcd.begin(16, 2); //④
  lcd.setCursor(3, 0); //⑤
  lcd.print("days until"); //⑥
  lcd.setCursor(0, 1); //⑦
  lcd.print("MAKE is here!");
}

void loop() {
```

```
  lcd.setCursor(0, 0); //❽
  lcd.print(" "); //❾
  lcd.setCursor(0, 0); //❿
  lcd.print(getDays()); //⓫
  delay(30*60*1000); //⓬
}

    int getDays() {
    char output[5];
    FILE *fp;
    fp = popen("python /home/root/json-parse.py", "r");
    if (fp == NULL) {
      Serial.println("Couldn't run the curl command.");
      return -1;
    }
    else {
      fgets(output, sizeof(output), fp);
    }
    if (pclose(fp) != 0) {
      Serial.println("The curl command returned an error.");
      return -1;
    }
    return atoi(output);
}
```

❶ 匯入 Arduino 的 **Liquid Crystal** 函式庫。

❷ 新建一個名為 lcd 的物件並指定與它相連的 Galileo 腳位。

❸ 使用先前定義的的腳位編號來初始化 LCD。感謝 houmei 這位 Github 使用者所提供的想法：https://gist.github.com/houmei/8505883。只有 Galileo 才要這樣做，一般的 Arduino 則無需執行此步驟。

❹ 指定這片 LCD 為具備兩列，每列有 16 個字元。

❺ 將游標設定到第一列的第四個字元處（從 0 開始算）。

❻ 顯示資訊「days until」。

❼ 將游標重新指回第二列的第一個字元（再次從 0 開始算）。

⑧ 將游標重設回第一列的開頭處。

⑨ 顯示出三個空格來清除畫面上所有的東西。

⑩ 再次，將游標重設回第一列的開頭處。

⑪ 顯示出來自Python腳本的回應，它會去分析來自伺服器的JSON回應。

⑫ 等候30分鐘之後更新顯示器。

上傳程式碼之後，訊息就會顯示在LCD顯示器中。你可能會用到一個可變電阻來調整顯示器的對比程度，它應該會看起來與圖6-3有點類似。

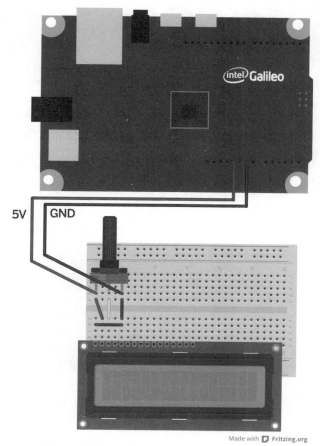

Made with ⚡ Fritzing.org

圖6-5 將LCD字元顯示器連接到可變電阻上，並將Galileo的5V與接地端接到可變電阻上。

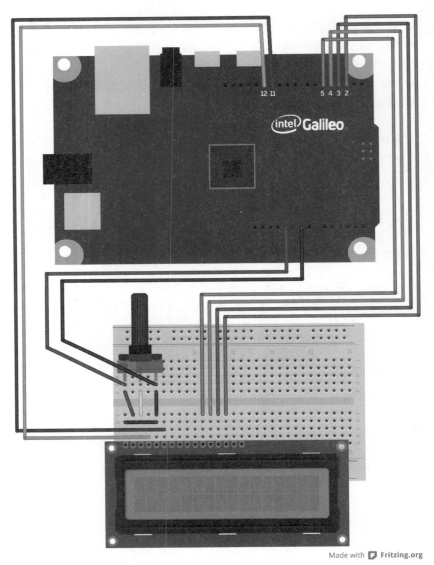

圖6-6 將LCD的資料腳位與Galileo的數位I/O腳位連接。

提供網頁服務

正如Galileo可以連接網路伺服器來取得或發送資訊一樣，它也能用來當作簡單的網路伺服器。你可使用網路瀏覽器來連上它，並取得它的各個輸入腳位的資訊（例如你接上的某個感測器），或者讓它在瀏覽器連進來時觸發某個輸出裝置。要測試這些功能的話，你需要讓網頁在按鈕被按下時得以更新。

1. 如同你在圖4-2中所做的，在Galileo的2號腳位上連接一個按鈕。

2. 藉由乙太網路使Galileo連上網路。

3. 根據範例6-10的程式碼來建立一個新的腳本程式碼，並將它上傳到你的開發板中。本範例是根據位於「檔案」→「範例」→「Ethernet」→「WebServer」的這個範例發展而來。

4. 開啟序列埠監視器來查看路由器指派給Galileo的IP位址。

5. 開啟網路瀏覽器，在網址輸入列中輸入這個IP之後按下Enter。

你應該會在螢幕上看到以下文字：「The button is not pressed!」。此時便壓著按鈕同時重新整理你的瀏覽器頁面。你應該會看到「The button is pressed!」（圖6-7）。

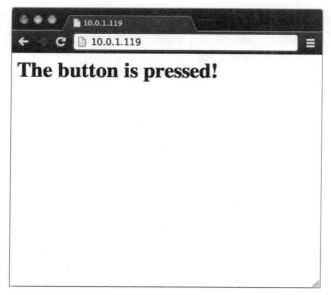

圖6-7 從網路瀏覽器中看到的Galileo回應。

透過網際網路連接 Galileo

根據你的網路設定，這個 IP 位址應該只能被同一個網路中的電腦所存取。如果你想讓 Galileo 可在整個網際網路中被存取的話，就需要調整路由器的設定讓它在每次開機時都指派相同的 IP 給你的 Galileo（在你的路由器設定中尋找某個稱為保留 MAC 位址（MAC address Reservations）的功能），你還需要一條從網際網路經由你的路由器防火牆連到 Galileo 的連線通道（在設定中尋找稱為轉址（port forwarding）的功能）。

範例 6-10 示範了如何讓 Arduino 程式對網路瀏覽器所發出的要求做出回應來顯示按鈕的相關資訊，但是它也能顯示你住家附近所安裝的感測器資訊。對於某些簡單應用來說，使用 Arduino 程式來建置一臺伺服器也是個可接受的方法。

範例 6-10 簡易網路伺服器

```
#include <Ethernet.h>
int buttonPin = 2;
byte mac[] = { 0xDE, 0xAD, 0xBE, 0xEF, 0xFE, 0xED };
EthernetServer server(80); // ❶

void setup() {
  Serial.begin(9600);
  Ethernet.begin(mac);
  server.begin();
  Serial.print("server is at ");
  Serial.println(Ethernet.localIP());
  pinMode(buttonPin, INPUT);
}

void loop() {
  EthernetClient client = server.available();
  if (client) { // ❷
    Serial.println("new client");
```

```
      boolean currentLineIsBlank = true; //❸
      while (client.connected()) {
        if (client.available()) { //❹
          char c = client.read(); //❺
           Serial.write(c); //❻
           if (c == '\n' && currentLineIsBlank) { //❼
             client.println("HTTP/1.1 200 OK"); //❽
             client.println("Content-Type: text/html");
             client.println("Connection: close");
             client.println();
             client.println("<!DOCTYPE HTML>"); //❾
             client.println("<html>");
             if (digitalRead(buttonPin)) { //❿
               client.println("<h1>The button is pressed!</h1>");
             }
             else { //⓫
               client.println("<h1>The button is not pressed!</h1>");
           }
           client.println("</html>");
           break;
         }
         if (c == '\n') {
           currentLineIsBlank = true;
         }
         else if (c != '\r') {
           currentLineIsBlank = false;
         }
       }
     }
     delay(1);
     client.stop();
     Serial.println("client disconnected");
  }
}
```

❶ 讓伺服器去監聽80這個通訊埠，這是HTTP（網路）通訊的預設埠。

❷ 如果有用戶端連進來的話，執行後續區塊中的程式碼。

❸ 當來自用戶端的要求中包含了一整列空白，則產生一個旗標。

❹ 如果用戶端要求的資料是可存取的，則執行後續的程式碼。

❺ 讀取來自用戶端的要求。

❻ 回應序列埠監視器發出的要求。

❼ 當我們在收到兩列空白時，就表是用戶端可以開始接收資料了。

❽ 開始送出HTTP標頭。

❿ 開始送出HTML。

❿ 如果按鈕被按下了，送出一段代表發生了此狀況的HTML。

⓫ 如果按鈕沒有被按下，送出另一段HTML。

使用Python來提供網頁服務

既便沒有Arduino程式碼，你還是能利用Python來讀寫Galileo的各個腳位。你還可只使用Python來做到與範例6-10相同的功能。以下的步驟會告訴你如何做到這件事。

1. 如同你在圖4-2中所做的一樣，在Galileo的2號腳位接上一個按鈕。

2. 使用Telnet（請參閱第63頁的〈透過Telnet連線〉）或序列通訊埠（請參閱附錄H）來連接Galileo的指令列。

3. 切換root的家目錄：

```
# cd /home/root/
```

4. 啟動vi文字編輯器並新增檔名為Server.py的檔案。

```
# vi Server.py
```

5. 你會看到一整行的波浪符號（～）。按下字母i以切換到輸入模式。

6. 在vi中輸入範例6-11的程式碼。.

7. 按下ESC鍵將輸入模式切換成指令模式。左下角的「｜」會消失，你接著會看到一個「 － 」號。

8. 輸入:x並按下Enter存檔之後離開vi。

9. 由指令列執行腳本：

```
# python server.py
```

10.開啟網路瀏覽器，在網址輸入列中輸入Galileo的IP位址後按下Enter
鍵。

你應該會在螢幕上看到這樣的文字：「The button is not pressed!」。此
時便壓著按鈕同時重新整理你的瀏覽器頁面。這時你應該會看到「The button
is pressed!」。

範例6-11 使用Python來提供網頁

```python
import SocketServer
import SimpleHTTPServer #❶

PORT = 80 #❷
class MyTCPServer(SocketServer.TCPServer):
  allow_reuse_address = True #❸
class myHandler(SimpleHTTPServer.SimpleHTTPRequestHandler):
  def do_GET(self):
    self.send_response(200) #❹
    self.send_header("Content-type", "text/html")
    self.end_headers()
    self.wfile.write("<html><body>") #❺
    self.wfile.write("<h1>The button is")
    with open("/sys/class/gpio/gpio32/value", "r") as gpio: #❻
      state = gpio.read(1) #❼
      if state == "0": #❽
        self.wfile.write(" not") #❾
      self.wfile.write(" pressed!</h1>") #❿
      self.wfile.write("</body></html>")
httpd = MyTCPServer(("", PORT), myHandler)
print "Serving from port", PORT
httpd.serve_forever() #⓫
```

❶ 匯入Python函式庫以取得伺服器功能。

❷ 將通訊埠設為80，這是HTTP的預設值。

❸ 避免「address already in use」的錯誤發生。

❹ 送出HTTP回應標頭。

❺ 送出HTTP回應主體。

❻ 打開GPIO的系統檔案來取得2號腳位的狀態。

❼ 從該檔案中儲存一個位元組到state變數中。

❽ 如果state變數值為0，這代表按鈕沒有被按下（low）。

❾ 如果按鈕沒有被按下的話，回覆「not」這個字。

❿ 送出剩餘的HTTP回應。

⓫ 執行伺服器直到使用者按下Control與C鍵為止。

請確認你有根據範例6-11的方式進行縮排，使用tab鍵或空白鍵都沒關係，只要每一級縮排的空白鍵數目一致就可以了。

也就是説，縮排一級等於兩個空格，縮排兩級等於四個空格，以此類推。

看一下Galileo的終端機模式，你應該會在每次更新瀏覽器看到類似以下的東西：

```
192.168.2.1 - - [01/Jan/2001 04:39:50] "GET / HTTP/1.1" 200 -
192.168.2.1 - - [01/Jan/2001 04:39:51] "GET /favicon.ico
HTTP/1.1" 200 -
```

第一行是你的瀏覽器所發出的HTML頁面要求。第二個要求也是由你的瀏覽器所發出的。它在搜尋一個名為favicon.ico的圖檔。這是許多網站都會有的一個圖檔，它會顯示在位址欄或是書籤當中

按下Control與C鍵來關閉伺服器。

開機隨即啟動程式

你可要求Galileo在每次開機時都會執行這個Python腳本。

1. 在指令列中，切換到/etc/init.d這個資料匣：

    ```
    # cd /etc/init.d
    ```

2. 使用vi新增一個檔名為start-server.sh的檔案。這是一個程式化腳本（shell script），也就是存在某個檔案中的一連串指令而已。

    ```
    # vi start-server.sh
    ```

3. 按下 i 切換到輸入模式並加入以下的文字，這樣會讓 Python 去執行 server 這個伺服器腳本，並且限制所有輸出：

```
python /home/root/server.py >> /dev/null 2>&1 &
```

4. 按下 ESC 鍵，接著輸入 :x，最後按下 Enter 存檔並離開 vi。
5. 在指令列中，輸入以下指令來執行腳本：

```
# chmod +x start-server.sh
```

6. 接著將這個腳本加入到系統服務中：

```
# update-rc.d start-server.sh defaults
```

7. 接著將開發板關機：

```
# shutdown -h now
```

8. 拔除 USB 傳輸線與電源，接著再重新接上電源。

現在只要 Galileo 開機，便會一併啟動你的伺服器。
如果你想再次在開機時關閉這個腳本，只要執行以下指令即可：

```
# update-rc.d -f start-server.sh remove
```

更進一步

在本章中，你運用了 Galileo 的 Linux 功能來連上網際網路伺服器，甚至還用 Arduino 程式建好了你專屬的簡易伺服器。這邊有一些方法能讓你的 Galileo 更上一層樓：

- 如果你想要深入了解 Python 還能做到什麼的話，Learn Python the Hard Way 的免費線上課程（http://learnpythonthehardway.org/）是個很棒的教學資源。
- 當你透過 SD 卡來替 Galileo 開機時，其中也包含了 Node.js（http://nodejs.org/），這是使用一個 JavaScript 來建立伺服器應用的開發平臺。它是另一個在 Galileo 上製作動態網路應用的強大工具。與 Python 一樣，Node.js 也能直接操作各個腳位，或者與你的 Arduino 程式進行溝通。
- 幾位 Intel 的好朋友建立了 ConnectAnyThing（https://github.com/

IntelOpenDesign/ConnectAnyThing），這是針對各種運用了 Intel 的 Galileo 開發板之連線設備、裝置與設施的開放式簡易原型開發平臺。這真的很酷，因為它讓 Galileo 變成了 WiFi 熱點，還能讓你從瀏覽器中來讀取輸入狀態並控制輸出。

附錄A
Arduino程式語法參考資源

analogRead

取得特定類比輸入腳位之電壓值。數值範圍會位於0到1023之間,用來細分0到5V之間的電壓。請參閱第77頁的〈類比輸入〉。

 如果IOREF接頭被設定為3.3V,則該類比輸入腳位的最大輸入電壓也會是3.3V。但是,這樣做並不會影響analogRead()的範圍,它一直都是以0到5V的電壓做為基底。

語法
```
analogRead(pin);
```

參數
pin
   腳位編號

回傳值
整數(介於0到1023之間,用來代表0到5V)

範例
```
int sensorReading = analogRead(0);
```

取得類比腳位0的數值並將其儲存在一個名為sensorReading的新整數變數中。

analogReadResolution

設定 analogRead() 回傳值的解析度。Galileo 的類比數位轉換器的解析度最高可到 12 位元，但 Arduino 的預設值只有 10 位元。

按照預設值，analogRead() 會回傳一個介於 0 到 1023 間的數值。如果你先呼叫 analogReadResolution(12)，則 analogRead() 就會回傳一個介於 0 到 4095 的數值。然而，這兩個範圍所代表類比輸入腳位之電壓範圍都是一樣的。.

語法
    analogReadResolution(位元);

參數
bits

analogRead() 以位元為單位之回傳值解析度。預設為 10 但在 Galileo 上最大可到 12。

回傳值
無

範例
    analogReadResolution(12);

設定 Galileo 的類比數位轉換器的解析度為最大，因此 analogRead() 會回傳一個介於 0 到 4095 的數值來代表 0 到 5V。

analogWrite

本指令會設定某個支援脈衝寬度調變功能腳位的工作週期。換言之，它會對指定腳位高速送出脈衝，讓你調整其啟動與關閉的時間量。在 Galileo 上，只有腳位 3、5、6、9、10 與 11 可與 analogWrite() 搭配使用。這些腳位在開發板上都標有波浪符號（～）。其他資訊請參閱第 43 頁的〈 analogWrite() 〉。

語法
    analogWrite(pin, value);

參數

pin

　　腳位編號

value

　　一個介於 0（完全關閉）到 255（完全開啟）之間的整數。

回傳值

　　無

範例

```
analogWrite(9, 127);
```

　　對腳位 9 發送脈衝，使它有 50％ 的時間是關閉的。

atoi

　　要將一串數字轉為整數的話，可使用 **atoi** 將一個由字元 23 所組成的字串就會被轉為整數 23 以進行後續的計算。請參閱第 116 頁的〈將 ASCII 字元轉換為整數〉中有更多資訊。

語法

```
atoi(stringNumber);
```

參數

stringNumber

　　字元陣列，例如從檔案中所讀取的內容。

回傳值

　　該字串的整數值。

範例

```
char number[] = "23";
int i = atoi(number);
```

number[]儲存了一個字元陣列：2與3，atoi會將它轉換為整數值23。

const

將記憶體中的一個區塊用來儲存不可被修改的資料，此作法請參閱第83頁的〈常數〉。當你想要在記憶體中儲存一個不可被修改數值時，這將會是個好方法。因為編譯器會在你想要修改此數值時停止動作並回報錯誤，你便可以知道你的程式哪邊出錯了。

範例
```
const int potentiometerPin = 0;
```

將整數0儲存於一個名為potentiometerPin的記憶體區塊中，而且你無法在稍後的程式中修改此整數值。

delay

將執行中的程式碼暫停一段指定時間，單位為毫秒。請參閱第39頁的〈delay()〉。

語法
```
delay(ms);
```

參數
ms
　　要等候的毫秒數

回傳值
　　無

範例
```
delay(1000);
```

這樣會讓程式暫停執行一秒鐘（1,000毫秒）。

digitalRead

讀取一個會回傳高或低值的輸入腳位數值。請參閱第75頁的〈 digitalRead() 〉。

語法

```
digitalRead(pin);
```

回傳值

HIGH或LOW。

參數

pin

腳位編號

範例

```
if ( digitalRead(9) == HIGH ) {
    Serial.println("Pin 9 is high.")
}
```

當腳位連接於5V時，會顯示出「 Pin 9 is high. 」的字樣（如果是使用 IOREF接頭的話則代表3.3V ）。

digitalWrite

將數位腳位的數值設為high或low（ 開或關 ）。請參閱第38頁的〈 digitalWrite() 〉。

語法

```
digitalWrite(pin, value);
```

參數

pin

腳位編號

value
  HIGH或LOW（注意大寫）

回傳值
  無

範例
```
digitalWrite(9, HIGH);
```

啟動腳位9（將它設為 high ）。

else敘述

　　else敘述要與if敘述搭配使用，當if判斷式為假時，便會執行位於else敘述中的程式碼。請參閱第76頁的〈 if… else敘述 〉。

語法
```
if (condition) {
    //當條件為真時，執行這一段程式碼
}
else {
    //當條件為假時，執行這一段程式碼
}
```

範例
```
int switchInputPin = 2;

void setup() {
    pinMode(switchInputPin, INPUT);
    Serial.begin(9600);
}

void loop() {
    int switchState = digitalRead(switchInputPin);
```

```
    if (switchState == HIGH) {
        Serial.println("The switch is on!");
    }
    else {
        Serial.println("The switch is off!");
    }
    delay (500);
}
```

fclose

這個 C 語言函式，可用來使 Galileo 關閉某個在 Linux 檔案系統中已經開啟的檔案。請參閱第 121 頁的〈其他傳遞資料的方法〉中有更多資訊。

語法
```
fclose(fp);
```

參數
fp
  某個檔案的指標。

回傳值
如果成功關閉，回傳 1。反之，會發生錯誤。

範例
```
int getHours() {
  char output[5];
  system("curl http://nextmakemagazine.appspot.com/simple >
response.txt");
  FILE *fp;
  fp = fopen("response.txt", "r");
  fgets(output, 5, fp);
  fclose(fp);
  return atoi(output);
}
```

fgets

這個C語言函式可使Galileo讀取某個在Linux檔案系統中已經開啟的檔案內容。請參閱第121頁的〈其他傳遞資料的方法〉中有更多資訊。

語法

```
fgets(output, bytes, fp);
```

參數

output

用來儲存所讀取位元組的陣列。

bytes

要讀取的位元組數目。

fp

某個檔案的指標。

回傳值

以陣列的方式回傳從檔案讀取的輸出位元組。

範例

```
int getHours() {
  char output[5];
   system("curl http://nextmakemagazine.appspot.com/simple >
response.txt");
  FILE *fp;
  fp = fopen("response.txt", "r");
  fgets(output, 5, fp);
  fclose(fp);
  return atoi(output);
}
```

fopen

這個C語言的函式可讓Galileo開啟某個在Linux檔案系統中的檔案。請參閱第121頁的〈其他傳遞資料的方法〉中有更多資訊。

語法

```
fopen(filename, mode);
```

參數

filename

　要開啟的檔案名稱。

mode

　「r」代表讀取某個已存在的檔案，「w」代表寫入新檔案或是覆寫某個已存在的檔案，「a」代表附加到某個檔案，如果檔案不存在的話則新增檔案。

回傳值

　某個檔案的指標。

範例

```
int getHours() {
  char output[5];
   system("curl http://nextmakemagazine.appspot.com/simple >
response.txt");
  FILE *fp;
  fp = fopen("response.txt", "r");
  fgets(output, 5, fp);
  fclose(fp);
  return atoi(output);
}
```

if

如果條件判斷為真，則執行某段程式碼。請參閱第49頁的〈假設 if 敘述〉。

語法

```
if ( 條件 ) {
    // 當條件為真時，執行這一段程式碼
}
```

範例
```
int n = 10;

if (n > 10) {
    //因為n不大於10，所以這裡不會被執行
    digitalWrite(redLed, HIGH);
}

if (n < 10) {
    // 只要n不小於10，這段程式碼都不會被執行。
    digitalWrite(greenLed, HIGH);
}

if (n == 10) {
    // 只要n等於10就會執行這段程式碼
    digitalWrite(yellowLed, HIGH);
}
```

int

整數資料型態。它會產生一個用來儲存單一整數的記憶體區塊。

範例
```
int led = 13; //產生一個名為led的記憶體區塊，用來儲存一個數字13。

void setup() {
    pinMode(led, OUTPUT);   //變數led的值（13）是用來設定模式
}

void loop() {
    digitalWrite(led, HIGH);
    delay(1000);
    digitalWrite(led, LOW);
    delay(1000);
}
```

迴圈

每個 Arduino 腳本程式碼中都一定要有這個函式。這就是接在設定函式之後會被反覆執行的程式碼。請參閱第26頁的〈設定與迴圈函式〉。

範例

```
void setup() {
    // 這裡的程式碼會在開發板啟動時執行一次。
}

void loop() {
    // 這裡的程式碼會在setup()執行完畢之後持續執行。
}
```

map

將一個數值的範圍映成到另一個範圍。請參閱第83頁的〈 map() 〉。

語法

```
map(input, inFrom, inTo, outFrom, outTo)
```

參數

input

要調整範圍的輸入數值。

inFrom

輸入範圍中的第一個數字。

inTo

輸入範圍中的第二個數字。

outFrom

輸出範圍中的第一個數字。

outTo

輸出範圍中的第二個數字。

回傳值

map() 會以 outFrom 到 outTo 之間的範圍來回傳數值。

範例

```
sensorReading = analogRead(0);
int displayValue = map(sensorReading, 0, 1023, 0, 100);
```

從類比腳位0來指定輸入數值，範圍是0到1023，則會以0到100的數值來儲存新的數值。因此，如果sensorReading的數值為256，則displayValue就會是25。

pclose

這個C語言的函式可讓Galileo關閉一個藉由popen所開啟的串流。更多資訊，請參閱範例6-3。

語法

```
pclose(fp);
```

參數

fp

指定popen串流的檔案指標。

回傳值

如果沒有錯誤則回傳0。

範例

```
int getHours() {
  char output[5];
  FILE *fp; ❶
  fp = popen("curl http://nextmakemagazine.appspot.com/simple", "r");
  if (fp == NULL) {
    Serial.println("Couldn't run the curl command.");
    return -1;
  }
  else {
    fgets(output, sizeof(output), fp);
```

```
  }
  if (pclose(fp) != 0) {
    Serial.println("The curl command returned an error.");
    return -1;
  }
  return atoi(output);
}
```

pinMode

設定輸入或輸出數位腳位的方向（或模式）。請參閱第37頁的〈pinMode()〉。

語法

```
pinMode(pin, mode);
```

參數

pin

  腳位編號

mode

  可為INPUT或OUTPUT（要注意大小寫）

回傳值

  無

範例

```
pinMode(13, OUTPUT);
```

這樣會將腳位13設定為輸出，就能使用digitalWrite來控制這個腳位。

popen

這個C語言的函式可讓Galileo執行某個在Linux殼中的指令並取得其輸出。更多資訊，請參閱範例6-3。

語法

```
popen(command, mode);
```

參數

command

要執行的Linux指令。

mode

通常使用「r」代表讀取指令的回應，也可使用「w」。

回傳值

某個檔案的指標。

範例

```
int getHours() {
  char output[5];
  FILE *fp;
  fp = popen("curl http://nextmakemagazine.appspot.com/simple", "r");
  if (fp == NULL) {
    Serial.println("Couldn't run the curl command.");
  return -1;
  }
  else {
    fgets(output, sizeof(output), fp);
  }
  if (pclose(fp) != 0) {
    Serial.println("The curl command returned an error.");
    return -1;
  }
  return atoi(output);
}
```

Serial.begin

開啟Galileo的序列埠並指定它的資料傳送速率。請參閱第54頁的〈Serial.

begin() 〉。

語法
```
Serial.begin(speed);
```

參數
speed
　　每秒鐘的位元速率（也稱為鮑率）。可使用以下的標準Arduino速率：300、
600、1200、2400、4800、9600、14400、19200、28800、38400、
57600或115200。對於Arduino腳本程式碼來說，最常見的速率是9600。
而Intel Galileo也支援50、75、110、134、150、200、1800、230400、
460800與500000這些速率。.

回傳值
　　無

範例
```
Serial.begin(9600);
```

開啟序列埠並設定速度為每秒9600位元。

Serial.print

將資料送出給序列埠。請參閱第55頁的〈 Serial.print() 〉。

語法
```
Serial.print(value);
```

參數
value
　　要送出的資料。可為一串文字、一個字元、一個位元組、一個整數或其它型
態的資料。

回傳值

長數（long）

已送出的位元組數量

範例

```
Serial.print("Hello, world!");
```

Serial.println

透過序列埠來送出資料，接著送出一個換行符號。請參閱第55頁的〈Serial.println()〉。

語法

```
Serial.println(value);
```

參數

value

要送出的資料。可為一串文字、一個字元、一個位元組、一個整數或其他型態的資料。

回傳值

長數（long）

已送出的位元組數量

範例

```
Serial.println("Hello, world!");
```

servo.attach

將servo物件指定於某個腳位。請參閱第57頁的〈控制伺服機〉。

語法

```
myServo.attach(pin);
```

參數

pin
    腳位編號
myServo
    代表任何一個 servo 物件。

 本 函 式 還 有 額 外 的 參 數 可 使 用 。 在 servo 函 式 庫 中 (http://
arduino.cc/en/Reference/ServoWrite) 有更多參考資訊。

回傳值
    無

範例

```
Servo myServo;            // 產生一個 servo 物件

void setup() {
    myServo.attach(9);
}
```

servo.write

設定伺服機的位置。請參閱第 57 頁的〈控制伺服機〉。

語法

```
myServo.write(angle);
```

參數

angle
    要設定的伺服機角度,範圍從 0 到 180。
myServo
    代表任何一個 servo 物件。

回傳值
    無

範例
```
Servo myServo;          // 產生一個 servo 物件

void setup() {
    myServo.attach(9);
    myServo.write(90);
}
```

setup

每個 Arduino 腳本程式碼中都一定要有此函式。當你的 Galileo 啟動時便會被執行一次的程式碼。請參閱第 26 頁的〈設定與迴圈〉。

範例
```
void setup() {
    // 本段程式碼會在開發板啟動時被執行一次
}
void loop() {
    // 這裡的程式碼會在 setup() 執行完畢之後持續執行
}
```

system

執行某個 Linux 指令。請參閱第 110 頁的〈 system() 〉。

 system() 函式無法在其它 Arduino 開發板上執行。

範例
```
system("curl http://makezine.com &> /dev/ttyGS0");
```

使用 curl 這個 Linux 指令來提取指定網站，並將伺服器的回應傳給 Galileo 的序列埠監視器。

附錄B
麵包板基礎教學

　　免焊麵包板能幫助你在多個元件之間建立電路連線，但是它一開始會有點讓人搞不清楚如何使用。本段會很快地向你介紹一遍麵包板，這樣一來當你在重新製作本書範例時就知道如何使用它了。

　　在圖 B-1 中，陰影區指的是麵包板內部腳位彼此之間的連接狀況。

在圖B-1中，陰影區指的是麵包板內部腳位彼此之間的連接狀況。

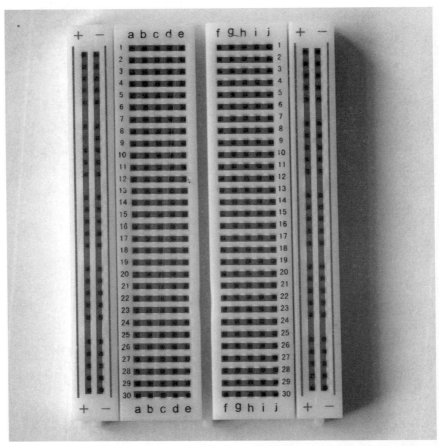

圖B-1 在這片免焊麵包板中，陰影區塊內已經有電路連接了。你得使用跳線讓它們彼此
連接並接到Galileo上。

位於左右兩側，由上到下所延伸的銅軌是讓你用來連接電源與接地。如果你
想要在左右兩策都有電源與接地的話，你就需要將這兩側都連上電源與接地。
你也可以從其中一側的銅軌接上電源與接地，然後再連到另一側上，如圖B-2
所示。

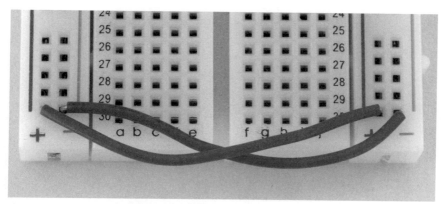

圖 B-2 將兩側銅軌接起來可讓工作變得更方便。

　　還有一件常讓人搞混的事情：如果你用的是像圖 B-3 這樣大尺寸的麵包板，你需要將上半部的銅軌與下半部的銅軌接起來，才能讓電源由上到下一路都是接通的。

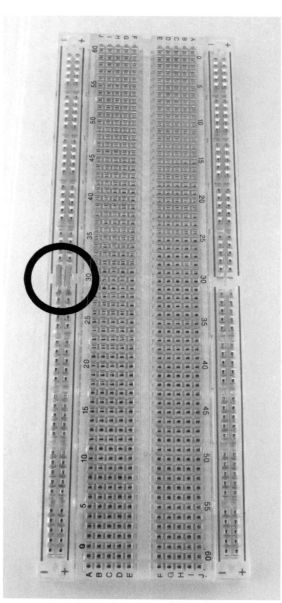

圖 B-3 像這樣大尺寸的麵包板，你需要將上半部的電源銅軌與下半部接起來，才能讓電源由上到下一路暢通。

當你要連接多個元件時，圖 B-4 中的麵包板跳線可讓專案保持整齊。

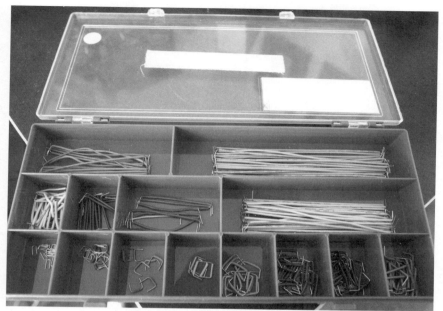

圖 B-4 這些預先做好的跳線在製作麵包板專題時非常好用。

　　當你在製作的基本電路，常常會用到有著四個色環的電阻。前三環是用來代表電阻的歐姆值，請參閱表C-1。第四環則是代表誤差值，通常為金色（5％）或銀色（10％），但也有棕色（1％）或紅色（2％）。

　　電阻的誤差代表了在標示值與實際值之間可能產生的差異。如果沒有標示誤差的話，通常將誤差值假設為20％。

表C-1　基礎四環電阻規格

顏色	第一環	第二環	第三環	第四環
黑	0	0	×1	
棕	1	1	×10	1％
紅	2	2	×100	2％
橘	3	3	×1k	
黃	4	4	×10k	
綠	5	5	×100k	
藍	6	6	×1M	
紫	7	7	×10M	
灰	8	8		
白	9	9		
金				5％
銀				10％

要決定一個常見電阻的電阻值大小時，請依照下列步驟：

1. 調整電阻方向，讓金色或銀色的色環位於右側。
2. 對於第一環，請根據表C-1來判讀電阻值的第一位數。

3. 對於第二環，請根據表C-1來判讀電阻值的第二位數。

4. 對於第三環，請根據表C-1來判讀乘數。

舉例來說，像圖C-1中的電阻，顏色為棕（1）、黑（0）、橘（1k）與金
（5％），其電阻值為10k（10,000）Ω，誤差為5％。

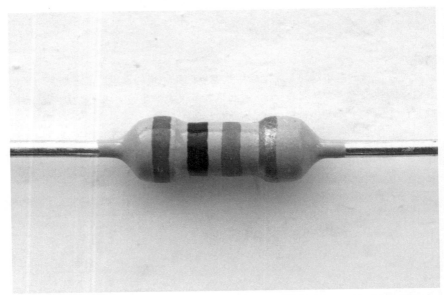

圖C-1　這個電阻的色環為棕、黑、橘與金。這代表它是個誤差為5％的10 kΩ 電阻。

表C-2　誤差為5％的10 kΩ 電阻

色環	第一環	第二環	第三環	第四環（誤差）
顏色	棕	黑	橘	金
數值	1	0	×1k	5％

如果你碰到的是五個色環的電阻，這只是在乘數之前多一個位數而已，可參
閱表C-3來算出電阻值。

表 C-3　基礎五環電阻規格

顏色	第一環	第二環	第三環	第四環	第五環（誤差）
黑	0	0	0	×1	
棕	1	1	1	×10	1%
紅	2	2	2	×100	2%
橘	3	3	3	×1k	
黃	4	4	4	×10k	
綠	5	5	5	×100k	
藍	6	6	6	×1M	
紫	7	7	7	×10M	
灰	8	8	8		
白	9	9	9		
金					5%
銀					10%

附錄D
製作MicroSD卡中的映像檔

　　於 Galileo 的部分功能需再利用 microSD 卡開機的情況下才能使用，無法單靠板子上的快閃記憶體。這是因為板子上的記憶空間太小，無法包含所有的功能。比如說，如果你想要使用 Python 或 Node.js 編寫程式或是使用 PCI Express WiFi 卡的話，就需要下載 Intel 所提供的作業系統，將其載入 microSD 卡中，並讓 Galileo 藉由它開機。

要完成這件事，你會需要：

- 任意一片容量為1到32G的MicroSD卡。
- 一臺用於對MicroSD寫入資料的電腦讀卡機。如果你的電腦有一般的SD卡槽也可以，或者也可使用轉接器。

以下介紹如何製作SD卡並藉由它開機：

1. 從Intel下 載 網 頁（ https://communities.intel.com/community/makers/software/drivers ），下載「LINUX IMAGE FOR SD for Intel Galileo」檔案。

2. 如果你是使用**Mac OS X**：

   a. 下載7Zip解壓縮程式如Keka（ http://www.kekaosx.com/en/ ）或Ex7z（ https://www.macupdate.com/app/mac/19139/ez7z ）。

   b. 利用7Zip解壓縮程式將Linux映像檔解壓縮到某個臨時目錄中。

   c. 將microSD卡插入你的電腦。

   d. 請開啟「磁碟管理工具（ Disk Utility ）」，它位於「/應用程式/工具程式」資料匣中。

   e. 由畫面左側選取你的micro SD卡。請再三確認你選的磁碟是正確的。如果不確定的話，可以將SD卡退出再插入，看看清單中所加入的是哪個項目。

   f. 在畫面右側，請點選抹除（ Erase ）標籤。

   g. 在格式化下拉式選單中，請選擇MS-DOS（ FAT ）。

   h. 將這片SD卡改成你想要的名字。

   i. 點選抹除。這會將SD卡完全格式化，所以裡面的資料會全部不見。

   j. 找到你剛剛從Intel映像檔解壓縮出來的檔案。

   k. 將所有的檔案複製到已格式化SD卡的根目錄中。當你開啟視窗來檢視SD卡中的檔案時，其中應該會有一個boot資料匣和其他三個檔案。

3. 如果你是使用**Windows**：

   a. 從http://www.7-zip.org/下載並安裝7-Zip。

   b. 對步驟1所下載的7-zip檔點擊右鍵，並點選7-Zip→解壓縮至此。

   c. 切換到名為LINUX_IMAGE_FOR_SD_Intel_Galileo_v0.7.5（或類似）的新建資料匣中。

   d. 選取所有的檔案，按右鍵點選複製。

   e. 將microSD卡插入電腦中。

f. Windows系統會詢問你下一步的動作。選取「開啟資料匣以檢視檔案」。

g. 如果記憶卡中有任何檔案的話，請刪除它們。

h. 在SD卡視窗中點擊滑鼠右鍵，接著點選貼上你方才解壓縮的檔案。你的SD卡中應該會有一個boot資料匣和其他三個檔案。

4. 如果你是使用 **Linux**：

a. 如果尚未安裝的話，請用指令 `sudo apt-get install p7zip` 來安裝 p7zip。

b. 切換到你下載.7z檔案的資料匣。

c. 執行7zr x LINUX_IMAGE_FOR_SD_Intel_Galileo_v0.7.5，將檔案解壓縮到一個名為LINUX_IMAGE_FOR_SD_Intel_Galileo_v0.7.5的資料匣中。

d. 輸入 `df -h` 來看看目前有哪些磁碟。

e. 插入你的microSD卡。

f. 輸入 `df -h` 查看多了哪張卡以及它所掛載的位置（應該會長得像/media/UNTITLED這樣）。

g. 輸入指令 `rm -rf /media/UNTITLED` 來刪除SD卡中的所有資料，請用你的裝置掛載點來取代media/UNTITED路徑。請再三確認掛載點是正確的，並且你充分理解這樣做會刪除SD卡中的所有資料。

h. 輸入 `cd LINUX_IMAGE_FOR_SD_Intel_Galileo_v0.7.5` 來切換到解壓縮檔案所在的目錄。

i. 輸入 `cp -r * /media/UNTITLED` 指令來複製目錄中所有的檔案。

5. 將SD卡從電腦中退出或卸載，接著將它拔出來。

6. 在Galileo電源關閉的情況下，將SD卡插入microSD槽中。

7. 將板子開機，它應該會用SD卡開機。如果這是第一次開機，直到可以使用會多花些額外的時間。

並不是每次都能夠看出你是否正確地完成了所有的步驟，但是在板子開機時，你可以看看microSD卡槽旁標示著「SD」的LED燈，它應該會閃爍一陣子才對。

在Windows作業系統上設定Galileo

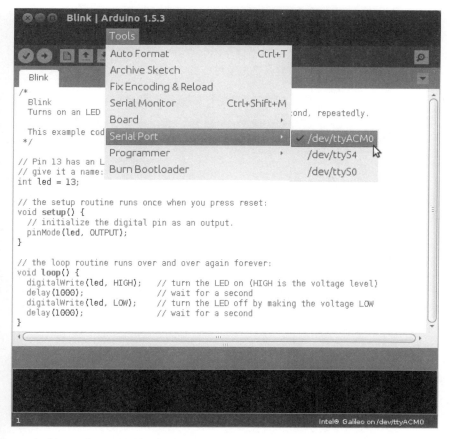

在第二章，曾快速帶過如何在 Windows 中設定與啟動 Galileo。如果你需要更多一點的說明，本附錄就是你所需要的。

Galileo軟體只有支援Windows 7和8。

1. 請 到http://www.intel.com/support/galileo/，接 著 點 選 下 載 軟 體
   （Software Downloads）。
2. 請點選「Intel Galileo Arduino SW 1.5.3 on Windows」來下載。
3. 如果你的瀏覽器有詢問的話，請點選開啟（Open）。如果沒有，請點選
   你的瀏覽器中的已下載檔案（download file）來打開ZIP檔案。
4. 將整個arduino-1.5.3資料匣拖曳到C槽（圖E-1）。

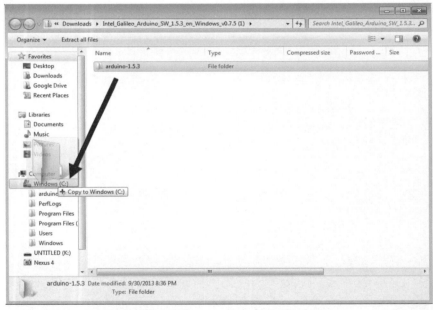

圖E-1 　將從ZIP檔解壓縮出的arduino-1.5.3資料匣拖曳到C槽。

 你可以將這個資料匣複製到Program Files中，但因為在Windows
上解壓縮方式的問題，你會需要用到不同的ZIP程式，如7-Zip
（http://www.7-zip.org/）。

5. 開啟位於C槽中的arduino-1.5.3資料匣，然後雙擊arduino開啟 Arduino IDE。
6. 如果你想要更輕鬆地開啟IDE的話，請對arduino檔案點選右鍵將它釘選 到開始功能表。

在Windows上安裝Arduino IDE後，還需要幾個步驟才能使IDE與板子連接。

1. 藉由USB使電腦與Galileo連接並供應5V的電源。
2. 電腦可能會跳出無法安裝驅動程式的錯誤訊息（圖E-2）。你可以忽略它。

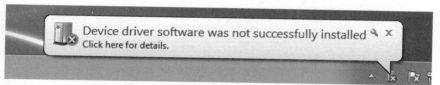

圖E-2 如果你是第一次將Galileo與電腦連接，可以安全地忽略這個錯誤訊息。

3. 點擊「開始」→「控制臺」→「系統及安全性」→「裝置管理員」。
4. 點開通用序列匯流排控制器，右鍵點擊Gadget Serial V2.4，接著選取 更新驅動程式軟體（圖E-3）。

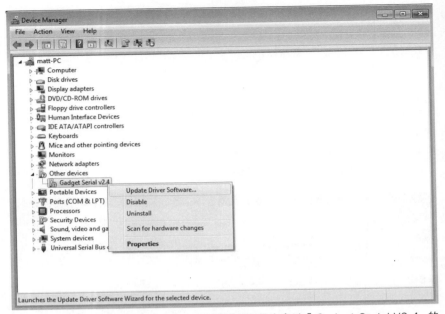

圖 E-3 在安裝驅動程式之前，Galileo 在裝置管理員中會以「Gadget Serial V2.4」的名字出現。

如果 Gadget Serial V2.4 沒有出現在「通用序列匯流排控制器」中，而是在「其他裝置」底下出現。請參考 Galileo 支援網站（http://www.intel.com/support/galileo/）以找到解決的辦法。

---

5. 點擊「瀏覽電腦上的驅動程式軟體」。

6. 點擊「瀏覽」。

7. 如果你將 Arduino IDE 資料匣安裝於硬碟的根目錄中，請到 C:\arduino-1.5.3\hardware\arduino\x86\tools 的路徑下並點選確認（圖 E-4），否則你就需要找到你實際安裝的 Arduino 資料匣。

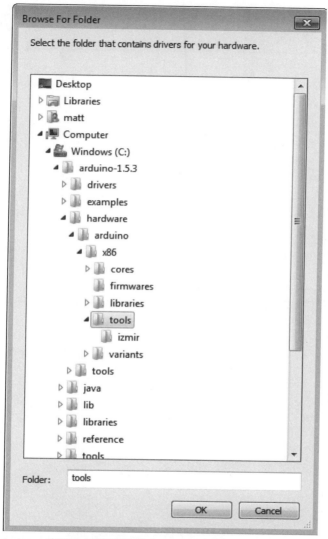

圖 E-4 　在 Arduino 資料匣中找到驅動程式 driver 資料匣。

8. 可能會跳出安全性憑證視窗，選擇安裝

9. 驅動程式安裝完成後，再次瀏覽通用序列匯流排控制器。請將 Galileo 的
   COM 埠號記下來。

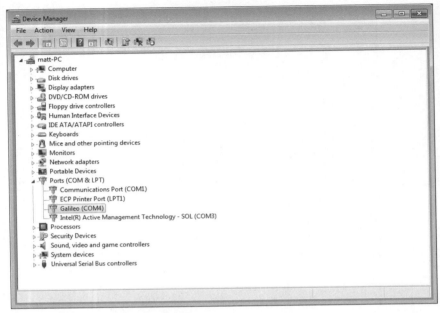

圖 E-5 記下 Galileo 裝置的 COM 埠號。

10. 於 IDE 中，在上傳程式前，請先在「工具」→「序列埠」選擇這個 COM 埠。

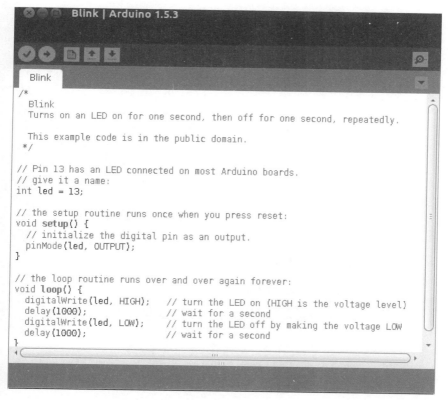

　　在第二章，曾快速帶過如何在 Linux 中設定與啟動 Galileo。如果你需要更多一點的說明，本附錄就是你所需要的。

要給出所有的Linux版本的完整指令是很困難的。以下說明適用於Ubuntu 12.04.3 LTS的系統下。但在其他多數的Linux系統下應該也是可行的。

1. 請到http://www.intel.com/support/galileo/，接著點選下載軟體（Software Downloads）。

2. 請點選「Intel Galileo Arduino SW 1.5.3 on Linux64 bit」或是「Intel Galileo Arduino SW 1.5.3 on Linux32 bit」來下載。

如果你不確定所使用32-bit或是64-bit的作業系統，在命令列上輸入uname -m。跳出的回應會包含「32」或「64」。如果你仍然不確定就下載32-bit的版本，因為它在64-bit和32-bit的作業系統上皆可以執行。

3. 如果你的瀏覽器有詢問的話，將.tgz檔儲存在~/Downloads目錄。

4. 在應用程式啟動器中點擊它的圖示，或輸入Ctrl+Alt+T來開啟終端機視窗。

5. 依據Intel的說明，名為modem manager的系統服務會與Galileo衝突。它可藉由以下的指令移除：

```
sudo apt-get remove modemmanager
```

6. 切換到你下載檔案的路徑，並用 tar 指令將它解壓縮到你的家目錄：

```
cd ~/Downloads
tar -xzf Intel_Galileo_Arduino_SW_1.5.3_on_Linux64bit_
v0.7.5.tgz -C ~/
```

7. 切換到檔案解壓縮的路徑：

```
cd ~/arduino-1.5.3
```

8. 啟動 Arduino IDE:

```
./arduino
```

9. 於IDE中，在上傳程式前，請先在「工具」→「序列埠」選擇/dev/ttypACM0（圖F-1）。

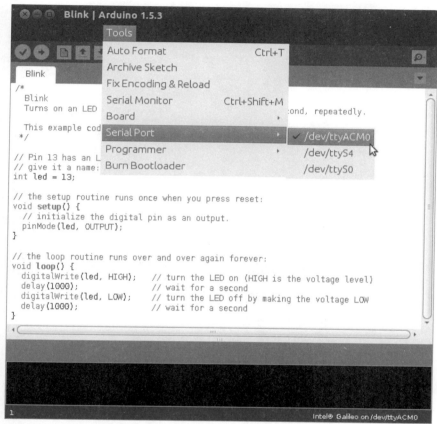

圖 F-1　序列埠標記為 /dev/ttypACM0。

Linux 注意事項

如果在系統出現無法找到Java（Java not being found）的錯誤，可藉由以下指令安裝：

```
sudo apt-get install default-jre
```

如果Arduino IDE的serial選單是全灰的，可能表示你需要以root的身分執行Arduino IDE來存取序列埠。要做到這一點，請先關閉Arduino再重新以root的身分執行：

```
sudo ./arduino
```

附錄G
在Mac OS X中設定Galileo

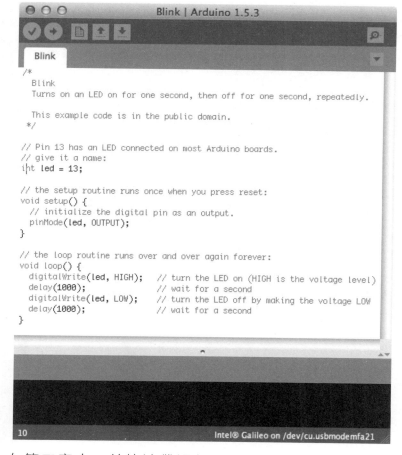

在第二章中，曾快速帶過如何在 Mac OS X 系統中設定與啟動 Galileo。如果你需要更多一點的說明，本附錄就是你所需要的。

1. 請 到 http://www.intel.com/support/galileo/，接 著 點 選 軟 體 下 載
（Software Downloads）。
2. 請點選「Intel Galileo Arduino SW 1.5.3 on MacOSX」來執行軟體下
載。
3. 如果你的瀏覽器有詢問的話，請點選開啟（Open）。如果沒有，請點選
你瀏覽器中的 download file（已下載檔案）來打開壓縮檔。
4. 在下載資料匣中，將從壓縮檔中解壓縮出來的 Arduino 應用程式拖曳到你
的應用程式資料匣（圖 G-1）。

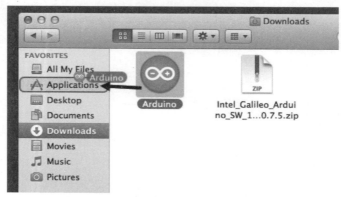

圖 G-1　將 Arduino 應用程式從下載資料匣拖曳到你的應用程式資料匣中。

5. 請接上 5V 電源插孔來啟動你的 Galileo，並透過 USB 埠將它接上電腦。
6. 開啟你的應用程式資料匣，並雙擊 Arduino 以啟動它。
7. 在 IDE 中，請點選「工具」→「序列埠」，並選擇由 /dev/cu.usbmodem
開頭的序列埠（圖 G-2）。序列埠後方的數字可能會有點不一樣，請不要
選擇 /dev/tty 的那個選項。

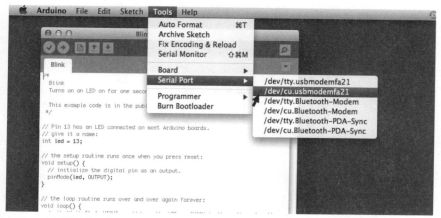

圖 G-2 請選擇開頭為 /dev/cu.usbmodem 的序列埠。

Mac OS X 筆記

　　如果你已經安裝了標準的 Arduino IDE，你可以重新命名從 Intel 網站上下載的那個版本，並把兩個都放在應用程式資料匣中。你所選用的名稱中不可以有空格，所以「Galileo」就是個不錯的名稱。

附錄H
使用序列埠與Galileo相連

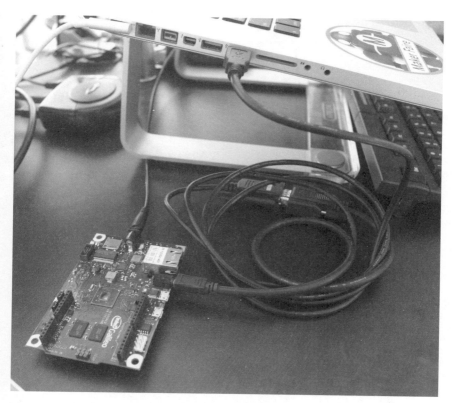

圖H-1 使用Galileo上的序列埠連接電腦上的USB埠。

有許多種不同的方法,可以讓你將電腦連上 Galileo 的指令列,在 63 頁〈透過 Telnet 連線〉中你學到如何使用 Telnet 連上網路。本附錄將告訴你如何使用序列傳輸線來連接指令列。

這個方法可以讓你在沒有任何網路連線的情況下執行Linux的指令列，而當你要解決連線問題時，這會是個相當方便的方法。此外，還可以讓你看到Galileo上的輸出端，在啟動狀態下的除錯訊息，當你在處理開發板上的問題時，這些資訊將會很有幫助。

當你在使用序列埠連接Galileo時，這與Arduino開發環境軟體中的序列埠監視器連接方式有很大的不同，因為序列埠監視器是用來查看Arduino程式碼控制輸出端的情況，而不是查看指令列的情況。

為了要使用序列埠來連接指令列，你需要下列幾個工具：
- DB9母接頭轉3.5mm接頭序列傳輸線，與這條在Amazon上販賣的為同一種類型（http://amzn.to/1hSKs9Y）。
- 如果你的電腦沒有DB9連接埠的話（近期的電腦大部分都沒有DB9連接埠），則需要用到USB轉RS-232 DB9接頭序列傳輸線，同樣可在Amazon上買到（http://amzn.to/1lEZKCP）。
- 一款免費的跨平臺終端機軟體——CoolTerm（http://freeware.the-meiers.org/），你也可以使用Linux或OS X作業系統中內建的screen指令（指令範例為screen /dev/tty.subserial 115200）。

連接序列埠的方式：
1. 確認你的Galileo已接上電源。
2. 將序列傳輸線上的DB9母接頭或是USB轉接傳輸線接到你的電腦上。
3. 將3.5mm接頭插到Galileo的3.5mm插孔上。
4. 啟動CoolTerm按下選項（Options）。
5. 如果你使用的是USB轉接頭傳輸線：
   a. 打開序列埠選單查看可用的序列埠。
   b. 將USB傳輸線接到你的電腦上（圖H-1），並重新搜尋序列埠。
   c. 如果在序列埠清單上有新的可用序列埠，選擇那個序列埠，如果什麼事情都沒有發生，你或許需要替你的轉接傳輸線安裝驅動程式。
6. 如果你使用的是DB9序列傳輸線，你可能需要測試序列埠清單上的每一個序列埠，以檢視每個序列埠的功用為何。
7. 請將鮑率設定為115200（圖H-2）。

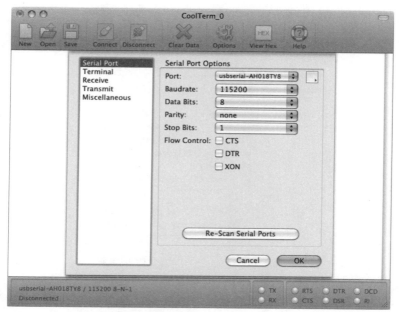

圖H-2 在CoolTerm上設定鮑率與序列埠。

8. 點選式窗左邊的 Terminal 選項來列出更多的選項。

9. 將「Enter Key Emulation」設定為 CR。

10.將下方的「Handle BackSpace Character」選項打勾（圖H-3）。

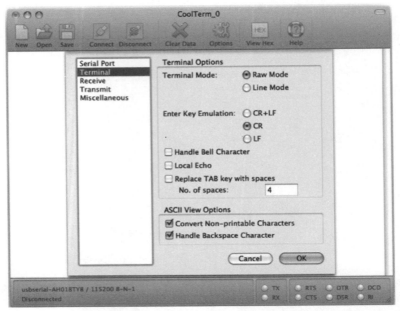

圖 H-3 在 Terminal 中將「Enter Key Emulation」設定為 CR，並把「Handle BackSpace Character」打勾。

11. 按下「OK」確定這些設定，並回到 CoolTerm 主視窗。

12. 選擇 CoolTerm 工具列上的「Connect」。

13. 按下 Enter 鍵。

14. 你應該會看到登入提示跳出：

```
Poky 9.0 (Yocto Project 1.4 Reference Distro) 1.4.1 clanton /
dev/ttyS1
 clanton login:
```

15. 以 root 做為使用者名稱並按下 Enter 鍵登入（圖 H-4）。

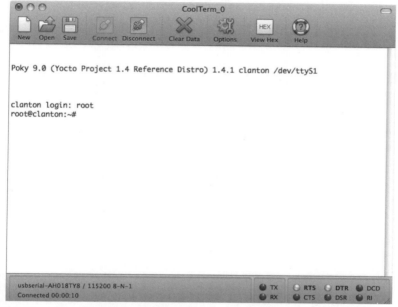

圖 H-4 CoolTerm 連接 Galileo 的登入畫面。

一旦這些流程都完成了，你應該已經登入 Galileo 的指令列了：

```
root@clanton:~#
```

請記得，除非你是從 MicroSD 卡中啟動系統，不然一旦重開機你做的任何更動都不會被保留。可至附錄 D 了解如何於 SD 卡中建立系統。

國家圖書館出版品預行編目資料

Intel Galileo快速上手指南 / 麥特.理查森(Matt Richardson)著；謝瑩霖、蔡睿焱、
曾吉弘、邱柏憲譯. -- 初版. -- 臺北市：泰電電業, 2014.05
面；　公分
譯自：Getting started with Intel Galileo
ISBN　978-986-6076-89-3 (平裝)
1.微處理機

417.516　　　　　　　　　　　　　　　　　　　　　103008542

Intel Galileo快速上手指南
Getting Started with Intel Galileo

作　　者　　麥特·理查森 (Matt Richardson)
譯　　者　　謝瑩霖、蔡睿焱、曾吉弘、邱柏憲
總 編 輯　　方政加
系列主編　　周均健
執行編輯　　黃渝婷
行銷企劃　　鍾珮婷
版面構成　　陳佩娟

出　　版　　泰電電業股份有限公司
地　　址　　臺北市中正區博愛路七十六號八樓
電　　話　　(02)2381-1180
傳　　真　　(02)2314-3621
劃撥帳號　　1942-3543 泰電電業股份有限公司
網　　站　　www.fullon.com.tw

總 經 銷　　時報文化出版企業股份有限公司
電　　話　　(02)2306-6842
地　　址　　桃園縣龜山鄉萬壽路二段三五一號
印　　刷　　普林特斯資訊股份有限公司

I S B N　　978-986-6076-89-3

2014年5月 初版　　定價 380元
版權所有·翻印必究（Printed in Taiwan）
本書如有缺頁、破損、裝訂錯誤，請寄回本公司更換

100台北市博愛路76號6樓

泰電電業股份有限公司

馥林文化

Intel Galileo 快速上手指南

感謝您購買本書，請將回函卡填好寄回（免附回郵），即可不定期收到最新出版資訊及優惠通知。

1.	姓名	

2. 生日 　　　　年　　　　月　　　　日

3. 性別　○男　○女

4. E-mail

5. 職業　○製造業　○銷售業　○金融業　○資訊業　○學生
　　　　○大眾傳播　○服務業　○軍警○公務員　○教職　○其他

6. 您從何處得知本書消息？
　　○實體書店文宣立牌：○金石堂　○誠品　○其他
　　○網路活動　○報章雜誌　○試讀本　○文宣品　○廣播電視　○親友推薦
　　○《双河彎》雜誌　○公車廣告　○其他

7. 購書方式
　　實體書店：○金石堂　○誠品　○PAGEONE　○墊腳石　○FNAC　○其他_____
　　網路書店：○金石堂　○誠品　○博客來　○其他_____
　　　　　　　○傳真訂購　○郵政劃撥　○其他_____

8. 您對本書的評價　（請填代號1.非常滿意　2.滿意　3.普通　4.再改進）
　　書名___　封面設計___　版面編排___　內容___　文／譯筆___　價格___

9. 您對馥林文化出版的書籍　○經常購買　○視主題或作者選購　○初次購買

10. 您對我們的建議

馥林文化官網www.fullon.com.tw
服務專線（02）2381-1180轉391